U0295611

疾病诊断相关分组（DRG）信息系统应知应会

黄 虹 何 萍 谢 桦 主编

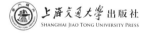
上海交通大学出版社
SHANGHAI JIAO TONG UNIVERSITY PRESS

内容提要

  本书共 11 章,首先通过对于 DRG 理论在国内外的应用现状及发展,对 DRG 信息系统的架构设计、分组器设计进行了探讨,然后详细分析了 DRG 信息系统对病案数据的要求,ICD 诊断术语与分类在 DRG 的应用,DRG 信息系统在医疗服务绩效评价、医疗保险管理、医院学科评价中的应用,最后列举了该系统在国内的一些具体应用实例作为参考。

  本书面对医院信息中心从业人员,可为医院信息化建设中疾病诊断相关组信息系统提供一些方向和方法借鉴。

图书在版编目(CIP)数据

疾病诊断相关分组(DRG)信息系统应知应会/黄虹,何萍,谢桦主编.
—上海:上海交通大学出版社,2020
ISBN 978 - 7 - 313 - 23481 - 0

Ⅰ.①疾…　Ⅱ.①黄…②何…③谢…　Ⅲ.①疾病-诊断　Ⅳ.①R44

中国版本图书馆 CIP 数据核字(2020)第 116178 号

疾病诊断相关分组(DRG)信息系统应知应会
JIBING ZHENDUAN XIANGGUAN FENZU(DRG) XINXI XITONG YINGZHI YINGHUI

主　　编:	黄　虹　何　萍　谢　桦		
出版发行:	上海交通大学出版社	地　　址:	上海市番禺路 951 号
邮政编码:	200030	电　　话:	021 - 64071208
印　　制:	上海锦佳印刷有限公司	经　　销:	全国新华书店
开　　本:	710mm×1000mm　1/16	印　　张:	15
字　　数:	248 千字		
版　　次:	2020 年 7 月第 1 版	印　　次:	2020 年 7 月第 1 次印刷
书　　号:	ISBN 978 - 7 - 313 - 23481 - 0		
定　　价:	88.00 元		

编委会名单

主　　编　黄　虹　何　萍　谢　桦

执行主编　赵永国

副主编　冯　杰　董　亮　王　奕

编　　委　（按姓氏笔画排序）

王志勇　王　淑　叶正强　叶成杰　许　炜　庄思良

吴丹凤　李本强　张　伟　邱　宏　张　渊　陆　耀

郑　涛　郑　莹　俞　华　骆华杰　赵　艳　周　祺

俞　磊　袁骏毅　徐　敏　盛伟琪　黄宗浩　覃开舟

彭永安　董宁欣　葛茂军　葛小玲　潘伟华　魏宏赟

前　言

　　目前,全球各国面临着一个共同的问题,那就是不断攀升的医疗费用,这使得许多国家的医疗保险体系面临着极大的挑战。医疗保险费用在世界各国GDP中所占比重均在持续上升,一些欧美发达国家的医疗开支在GDP中基本占7％,部分国家甚至达到更高的占比。不少国家在医疗保险方面投入巨大,给政府带来不小的财政负担,进而影响本国财政收支的平衡。在美国,曾有媒体报道:2013年,美国全年在医疗方面的支出增长了7.5％,其增长速度是本国经济增长速度的3倍。同年,我国由权威部门发布的统计数据显示,全年医疗机构的平均门诊费用达到206.4元,比上一年度增长7.2％;全年人均住院费用达到7 442.3元,比上一年度增长6.6％。医疗费用的过快增长已成为我国当前广受关注的热点问题。破解这一社会普遍关心的难题,是国家医药卫生体制改革的重点任务之一。日益增长的医疗费用支出在给城镇居民带来压力的同时,也给低收入家庭带来沉重的经济负担。这不仅会削弱经济发展带给人民群众的获得感、幸福感和安全感,还会影响我国医疗卫生体系的健康发展。对医疗保险支付方式进行合理改革、对医疗费用进行合理控制,是当前世界各国都面临的重要任务。

　　疾病诊断相关分组(diagnosis-related group,DRG)的实施能够有效地提高医疗机构的工作效率,同时控制医疗费用过快上涨的势头。美国自1983年实施DRG付费方式后,医疗保险方对投保人每次就诊都有科学、规范的支付标准,促使医院为获取利润主动降低经营成本,提高工作效率,从而在整体上控制费用,取得比较理想的效果。自美国率先实施DRG以后,许多国家纷纷效仿,在结合自身医疗卫生体制的基础上,对DRG方案进行不断的改进与优化。当前,我国医疗卫生领域正在进行全面深入的改革,其中对医疗保险制度的改革是一大关键点。自改革开放以来,政府各部门积极推动扩大医疗保险的覆盖面,减轻人民群众看病就医的负担,取得了较好的成绩。但与此同时,随着医保覆盖惠及更多人群,医保费用也节节攀升,给医保管理部门带来了极大挑战。传统医疗费用结算方式为按服务项目付费,有可能造成医疗资源浪费,难以避免在为病人提供服务的同时,受到经济利益的驱使而出现过度医疗的现象。目前,国内各地区在控制医疗费用方面具有较好实际效果的支付方式,主要有总额预付费、按医疗服务项目付费、按人头付费以及按病种付费等。以上方式各有优缺点,根据我国实际情况,基于 DRG 付费方式来实现按病种付费,可能是更为有效的政策方向。

在国家医药卫生体制改革的形势下,结合各地区的实际情况,开展对DRG 支付方案的研究具有重要的现实意义。一方面,医疗服务模式的健全和完善以及支付方式的不断优化是让全社会享有优质医疗服务的基础。我国现行的医疗支付方式在控制医疗费用的不合理增长上缺乏有效性,需要借鉴他国经验,推进 DRG 付费方式的探索实践,通过提升医疗服务效率和质量,减少或杜绝浪费,以更高效地利用好有限的医疗资源。另一方面,在对医保制度进行改革时,需要充分掌握保险费用支付比率以及保险费用基数等指标,将临床实践中的各种复杂因素纳入考量,使得支付方法更加科学、合理与可操作。在以上两方面,DRG 可以提供相对科学的数据支持,为制定相关支付方案和管理制度打下坚实基础。因为 DRG 要求医疗机构将平均医疗资源的消耗量控制在其支付标准以内,如此才能保证机构的盈利水平,通过这一机制可促进医疗结构为降低消耗、提高效率而努力,从而提升其整体竞争力。目前,我国在DRG 方面的研究距离国家医疗卫生事业的发展要求还有差距,需要在这一领域做出更大的努力。本书通过对 DRG 理念及其信息化管理进行全面和深入的介绍,在充分阐释和分析 DRG 概念及方法之后,从多个维度探讨其信息化管理思路,探索并勾画适合我国国情的 DRG 信息化解决方案,向读者全面展示与 DRG 相关的信息系统建设最新进展,对相关人员具有一定的借鉴意义。

高解春

2020 年于上海

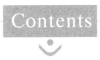

目　　录

第一章

DRG 理论的研究与发展

疾病诊断相关分组(diagnosis-related group，DRG)是医疗管理领域中应用广泛的一种病例组合系统。DRG 利用诊断和操作为主要的分类轴，实践证明，它能有效降低短期住院病例的风险，因而，应用于住院服务相关费用管理和绩效管理，能够有效地提升管理的效率。

当前，世界上超过 30 个国家和地区在医疗管理的多个领域使用 DRG，DRG 应用的原理和诸多方法已经日趋成熟。大多数国家引进 DRG 的主要目的，是将其作为医院支付的工具。各国在实际引入 DRG 的过程中，都结合了本国卫生系统的实际需求和疾病特点，对分组器版本进行了本土化改进，并持续升级。

在中国新一轮卫生体制改革向纵深发展的今日，积极研究并开发 DRG 相关的管理工具，对于推进中国卫生系统管理走向科学化、规范化和系统化大有裨益。

第一节　DRG 及其相关术语的概念

一、DRG 的概念及含义

1. DRG 的概念

疾病诊断相关分组(DRG)是一种病例组合(case-mix)方式，综合考虑了每个病例的主要诊断、附加诊断、手术操作、并发症、年龄、入院情况、出院转归等诸多因素的影响，对病例进行分类组合，形成若干诊断相关分组，每一组都有较高的同质性,有相接近的卫生资源消耗。

2. DRG 的含义

DRG 的定义一般包括以下 3 部分内容:

第一,作为一种病例组合方法,DRG 的是将具有某一方面类似特征的病例归为一组,以方便管理,因此它是一种病人分类的方案。

第二,DRG 分类的基础是病人的诊断,在此基础上考虑病人的手术操作、并发症、年龄等情况对诊疗过程和所消耗资源的影响。

第三,它把医院对病人的治疗和所发生的费用联系起来,从而为付费标准的制定,尤其是预付费制度的实施提供基础。

DRG 是当今世界公认的较为先进的支付方式之一,是专门用于医疗保险预付费制度的分类编码标准。DRG 根据病人的年龄、性别、住院天数、临床诊断、病证、手术、疾病严重程度、并发症以及转归等因素把病人分入 500～600 个诊断相关组。DRG 分组过程一般分为 3 个步骤:

第一步,将大部分病例按照解剖系统分为主要诊断分类(major diagnostic category,MDC);

第二步,从 MDC 细分为基干诊断相关分组(adjacent diagnosis-related groups,ADRGs);

第三步,从 ADRGs 再次细分为疾病诊断相关分组(diagnosis-related groups,DRGs)。

MDC 划分的过程通常只使用主要诊断编码,从 MDC 到 ADRGs 过程则会同时使用主要诊断编码和主要操作编码,而从 ADRGs 到 DRGs 这个过程会用到其他诊断和操作,以及反映病例个体特征的其他变量。DRGs 实质是众多病例组合中的一种,也是应用管理领域的病例组合中最为著名的一种。不同病例组合之间的区别,主要是分类理念和方法的差异。病例组合将临床过程相近和(或)资源消耗相当的病例分类组合成为若干个组别,组与组之间制订不同的权重(weight)以反映各组的特征。于是,同组之间的病例可直接比较,不同组的病例经过权重的调整后再进行比较,这个过程称作风险调整(risk-adjustment)。但从实践上看,DRG 方法能否有效实施,主要取决于分组规则设计、改进及配套体系的合理程度,即同一个 DRG 的组别是否满足治疗过程一致性和资源消耗一致性原则。按照 DRG 的设计初衷,每一个 DRG 代表一种医疗服务产出,因此也可以认为是一种标准化医疗服务产出的工具。

二、DRG 的指导思想和基本概念

1. DRG 的指导思想

DRG 的指导思想是,通过特定的疾病和治疗过程确定各病例的 DRG 分组,并根据 DRG 组别制定医保费用支付标准,第三方(如医保部门)不再按照传统的病人在院期间的实际发生费用(即按服务项目)付账,通过引导各医院减少不必要的治疗和服务项目,达到减少卫生资源的浪费和优化医疗资源配置的目的。

同时,医院也可根据 DRG 组别确定各病例的标准工作量,作为工作人员的工作量考核依据,彻底改变单纯以收入为基础的工作量考核方法,弥补乃至根除收入核算、以资源为基础的相对价值比率(resource-based relative value scale, RBRVS)点值、医师费核算等传统工作量核算方法的不足,有助于激励医院加强医疗质量管理,推动医院为获得更大的利润主动降低运营成本,达到控制费用的目的。

许多国家在实施的过程中发现了 DRG 进一步的优点:①有效地降低了医疗保险机构的管理难度和费用;②有利于宏观预测和控制医疗费用;③为评估医疗质量提供一个科学的、可相互比较的分类方法。

2. DRG 的基本理念

DRG 的基本理念是,不同的疾病类型应该做出区分;同类疾病但治疗方式不同,也应该做出区分;同类疾病同一治疗方式,但病例个体特征不同,亦应该做出区分。

为了实现上述分组的理念,疾病类型通过疾病的"诊断"来辨别,治疗方式通过"操作和手术"来区分,病例个体特征则利用病例的年龄、性别、出生体重(新生儿病例)等变量来反映。这是基于疾病分类和手术分类的医疗费用控制系统和医疗质量评价系统,将疾病性质、医疗费用、住院天数相同或相似的病人分在一个级别中,并据此进行医疗付费和管理。由于病例数量和类型众多,DRG 的分类过程需要借助计算机分析来辅助完成。而要使用计算机分析,需要对疾病的诊断和操作进行编码。于是,DRG 系统通常需要以国际疾病分类(international classification of diseases,ICD)编码为基础。

三、国际疾病分类

1. 国际疾病分类的概念

国际疾病分类(international classification of diseases，ICD)，是目前国际上共同使用的统一疾病分类方法。根据疾病的某些特征，按照规则将疾病分门别类，并用编码的方法来表示的系统，是国际标准分类，由世界卫生组织(WHO)疾病分类合作中心负责进行国际疾病分类的修订、推广和应用。

目前，全世界通用的 ICD 版本是第十次修订本《疾病和有关健康问题的国际统计分类》(1893 年第一版，每 10 年修订一次，ICD - 9 1975 年，ICD - 10 1994 年日内瓦)，WHO 仍保留了 ICD 的简称，并被通称为 ICD - 10。ICD - 10 是用编码的方法，根据疾病的 4 个主要特征，即病因、部位、病理、临床表现(包括症状、体征、分期、分型、性别、年龄、急慢性、发病时间等)，按照一定的规则对疾病分门别类，以实现对医院疾病统计分析、科研、检索、综合利用、医疗管理的目的。

ICD - 9 - CM(第九版国际疾病临床分类系统)是 1979 年被美国改良应用的。这个系统是专门为美国老年医疗保险和公共医疗补助中心的 DRG 研制的。ICD - 9 - CM 一直应用于对美国所有老年医疗保险和穷人的医疗救助，以及住院病人缴费的支付核算，它包括 3 个部分：第一和第二部分描述了各种疾病、外伤、损伤和其他健康问题的诊断、症状和病因；第三部分包括病人就医、诊疗以及医疗补助的过程。1985 年 9 月成立了负责其调整的维护组织，该组织是一个中央多部门合作的组织，由美国国家健康统计中心和美国老年医疗保险基金中心与穷人医疗救助基金服务中心(Centers for Medicare & Medicaid Services，CMS)共同领导。其职能是维护和更新国际疾病分类系统，同时负责系统变化的确认、公布勘误表和附录表等工作。同时，规定该组织每年负责提出两个系统调整与完善的草案，由社会组织参与评议，经美国马里兰州的巴尔的摩市 CMS 办公室会议评议通过。两个草案中通过的修改条例，将在美国联邦公报(Federal Register)上公布，并于当年 10 月 1 日生效，公布 3 个月后正式应用于美国老年医疗保险制度中。ICD - 9 - CM - 3 即美国国际疾病分类临床修订本第三卷。20 世纪 80 年代我国卫生部决定，在我国使用美国国际疾病分类临床修订本第 3 卷即手术操作分类。为满足更全面具体的疾病分类的需要，美国国家卫生筹资管理局(Health Care Finance Administration，HCFA)进一步设计疾病并发症与合并症系统(Complications or Comorbidities system，CCs）。在该系统中包括了众多疾病的并发症与合并症，以及美国国家卫生筹资管理局规定的约 3 000 个疾病诊断代码。该系统十分庞大，涵盖了从主要的重大疾病到诸如尿道感染等轻症，主要应用于病情较重病人的附加诊断和二次分类。ICD 的目的是对不同国家或地区在不同时间收集到的死亡和疾病数据系统地进行记录、分析、解释和比较，其中包括对各人群组一般健康状况的分析、疾病发病和患病的监测以及其他相关的健康问题。

国际疾病分类是国际标准，是各国进行卫生信息交流的基础，世界卫生组织每年出版一本《世界卫生年鉴》，《世界卫生年鉴》就是以此为标准收录了对各国死亡原因的统计资料。ICD 把疾病诊断和其他健康问题的术语转换成字母数字编码，从而易于对数据进行储存、检索和分析，也让计算机对其进行分析和应用成为可能。

2. 国际疾病分类的临床目的和意义

国际疾病分类的临床目的和意义包括以下几点。

（1）国内与国际交流：我国是世界卫生组织（WHO）成员国，按照世界卫生组织的规章要求，其成员国有义务按照 ICD 的体系和编码报送卫生信息。我国国家卫健委（原卫生部）每年的卫生统计汇编是按照 ICD 的分类原则，收集和编辑我国当年的卫生情况。它包含了大量的医院住院病人信息，是对国家卫生状况的反映，也是卫生资源投入、卫生行政管理和决策的依据。

随着 ICD 的推广和普及，一些国际会议文章交流和杂志论文发表在涉及疾病诊断时，要求提供疾病的国际编码，甚至病人转诊时医院提供的病历摘要也被要求填写 ICD 疾病编码。

（2）医务人员对病案的查询和整理、科研与教学：在病案首页中有大量的疾病诊断和手术操作信息，这些信息以 ICD 疾病分类编码的形式被录入电脑数据库中合理储存。当临床医生需要有关疾病和手术资料时，病案管理的工作人员就可以通过 ICD 分类系统进行疾病和手术资料来检索和统计。

（3）医院管理的需要：病案中蕴含着丰富的信息，通过疾病分类，可以将信息按照不同的用途加以归纳。如：按病种进行检索统计从而获取各病种住院的人数、平均医疗费用、最高或最低医疗费用、平均住院天数、最长或最短的住院天数等信息，方便医疗机构进行病种的管理。病案中也含有医务人员的信息，因而可以对临床工作的习惯、水平、资源利用进行分析，对每个医务人员的医疗质量和医疗过程进行评价。

（4）医疗保险付款制度：DRG 是目前我国医疗收费制度改革的重点,它是基于疾病分类和手术分类的医疗费用控制系统和医疗质量评价系统,ICD编码是病人分组的依据,每一组的费用是限定的,医院不管提供了多少服务也不能多收费,医疗超出定额的费用由医疗机构自己承担。ICD 分类系统是国内各医院都使用的系统,管理机构利用疾病分类资料可以对本地区若干个医院的病种、收费等指标进行对比,并分析出医院的收费高低和病种多少等情况。第三方(如医保部门)可以通过统一的疾病诊断分类定额支付标准的制订,达到医院资源利用标准化。其目的是改革以往医疗费用的回顾性结算方式,采用按诊断相关分组的定额预付费包干方式,使医疗费用的支付根据医院的产出(治疗的病例),不再根据医院的投入(医疗和时间),从而对医院医疗资源的消耗给予较合理的补偿,引导医院通过提升诊疗技术水平和管理能力,达到控制医疗费用过快增长的趋势,这也是目前我国医疗收费制度改革的重点。

四、DRG – PPS 的概念及优劣势

DRG 不仅对医疗保险的改革提供重要的信息来源,对进一步全面掌握医院住院医疗消耗的实际情况提供获取的依据,也为研究制订和控制医疗中可能发生的过度服务在方法论上奠定了基础。DRG 能根据病人不同的病种、病情、医疗需求、治疗等确定不同的医疗资源消耗和产出标准,并可以根据医务人员对同类病种诊断和病情的病人在接受医疗服务中所投入的医疗资源和医疗技术进行比较。在医疗保险制度改革中,按 DRG 价格标准作为保险机构向医院预付费用的依据,可使医院在提供医疗服务前即预知资源消耗的最高限额,由此医院必须将耗费水平控制在该 DRG 支付标准以内方有盈余,否则就会亏损。DRG 支付标准成为项目盈亏的临界点,从而调动医院积极性,在提供医疗服务过程中,节约开支、提高诊断率、缩短住院天数,减少诱导性的医疗费用支付,从而在提高效率的同时保证医疗质量。同时,DRG 支付标准高低还是需求方选择定点医院的重要依据,因而也有利于引入竞争机制,迫使医院在竞争中谋求生存和发展。参考国内外的经验,研究适合我国国情和地区实际的 DRG,作为医疗费用预付制度是切实可行的。

DRGs – PPS 称为按诊断相关分组预付费(prospective payment system based on DRGs),是指在诊断相关分组的基础上,通过科学测算制订出每一个组别的付费标准,并以此标准对医疗机构的费用进行预先支付的一种方法。医疗保险的支付方不是按照病人在院的实际花费(即按服务项目)付账,而是

按照病人疾病种类、严重程度、治疗手段等条件所分入的疾病相关分组付账。

根据病情的不同、病人的不同、治疗手段的不同会有不同的 DRG 编码相对应。DRG 以定额预付方式代替了按服务项目的事后补偿方式,使医院失去了定价和收费的自主权,医院的收入方针发生了根本改变,即从最大限度地增加收入,转变为按照 DRG 规定收取费用。因此,医院必须通过加强管理、提高医疗质量、缩短住院天数来达到较高的回报。这种付费方式兼顾了病人、医院、医保等各方面的利益,它的效果是控制医疗费用、保证医疗质量和提高医院的管理水平。如激励医院加强医疗质量管理,迫使医院为获得利润主动降低成本,缩短住院天数,减少诱导性医疗费用的支付,从而控制医疗费用。这也给医院管理带来一场变革,促进了医院质量管理、经济管理、信息管理等学科发展,催生了临床路径、战略成本管理、数字化医院等比较先进的管理方法。

DRGs－PPS 优势主要是:①可覆盖大部分住院疾病和费用,避免单病种的选择性,可以减少医院推诿重症病人的道德风险;②减少了病种数量,总体上看,现在的趋势是只有几百种,可以精准地分清病种,使医保管理更为方便。同时,DRGs－PPS 也存在诸多挑战:①DRG 的技术复杂,病种分组权重的确定其实是一个很复杂的过程,需要很多专家参与,需要大量数据运算,更新一次也需要很长的周期,对于人力成本和经济成本的要求都很高;②各地方之间也有差异性,同一个病种在不同地区的治疗方法和规范路径可能存在较大差异,还有中医学的治疗方法也与西医有差异;③单纯的 DRGs－PPS 只能控制单个打包病种的费用,并不能控制总的医疗费用。因此,仍然需要与总额预算管理更好地结合,才能更好地达到控制总体医疗费用上涨的目的。

五、DRG 实施的意义

DRG 的实施对提高医院基础质量管理有着深远意义:①有利于节省有限的卫生资源;②有利于提高医疗质量;③有利于巩固和完善我国城乡逐步完善的医疗保险制度;④有利于遏制医疗保险费用的不合理增长。

DRG 付费方式的应用对提高我国医院管理水平也有一定的意义:①单病种管理通过平均住院日数、医疗安全指标等进行严格的标准控制,从而保证医疗质量;②可以总结出病种与收费标准,控制医院欠款率;③在病人住院期间使用单病种付费来控制医疗成本,使医疗费用趋于合理化,促进医院经营管理;④通过加强成本核算、强化医生管理、降低药占比等来控制单病种费用,从而提高医院自身的竞争力。

当然,在 DRG 实施过程中也出现了一些负面影响:①医院为减少病人的实际住院日,增加门诊服务,导致门诊费用上涨,使总医疗费用并未得到很好的控制;②医院在诊断过程中,有向收费高的病种诊断靠拢的倾向;③可能会诱使医疗服务提供方选择低风险人群入保,推诿疑难重症病人;④部分医院因收入减少,被迫取消某些投资较大、社会又确实需要的临床服务项目;⑤部分医院服务质量降低,医疗服务提供方工作积极性下降,阻碍技术进步等问题。另外,关于各种 DRG 的分类方法目前也仍存在争议。

第二节　国外 DRG 的发展

DRG 的起源大概可以追溯到 20 世纪 20 年代在医疗服务当中的一个实际问题:如何评估比较医疗服务提供者的优劣以便作出适当的选择?回答这个问题的核心困难在于:不同医疗服务提供者之间收治病人的数量和类型不同,难以进行直接的比较。为了解决这个困难,产生了病例组合的概念。

全世界医疗保险费用结算办法按支付方式大致分为 5 种,即服务项目付费方式、服务单元付费方式、病种付费方式、人群付费方式和总额预付方式。各种支付方式的利弊基本都是围绕医疗保险基金风险(有效控制医疗费用)和医疗服务质量这两个核心评价因素展开的。

一、DRG 在美国的起源与发展

DRG 起源于美国。在现代医疗保障制度建立之前,信奉保守主义政治理念的美国联邦政府在医疗保障的管理方面可以说是几乎无所作为。到了 20 世纪 30 年代大萧条的时候,基于当时紧迫的社会形势,联邦政府被迫承担了医疗保障管理的主要责任,并向社会提供部分医疗保障服务项目,从此联邦政府在医疗保障管理中逐渐占据主导地位。从 1965 年起美国政府在肯尼迪总统的倡导下,向部分国民提供健康保健补贴,即老年医疗保险基金(medicare)和面向穷人的医疗救助基金(medicaid),这一举动为美国社会福利事业带来很大的福音。1968 年,哈佛医学院以及麻省总医院共同开发了电子病历系统(EMR),医院信息数据得以数字化保存。但在 1983 年以前,美国老年医疗保险组织都是采取实报实销的方式向医院支付医疗费用,即:老年医疗保险机构不管医院提供的服务是否合理都向医院支付费用。这一支付方式导致不合理的医疗服务急剧上涨,医疗费用占国民生产总值的比例逐年上升:1950 年占 4.4%,1960 年占 5.3%,1970 年占 7.5%,1980 年占 9.4%,1965—1980 年美国的卫生总支出额从 139 亿美元激增至 996 亿美元,医疗卫生经费由占 GDP 的 2.0%激增至 3.8%;19 世纪 80 年代以后,美国的医疗费用每年都在以 10%以上的速度增长。当时的美国政府预计,1990 年美国全国卫生服务费用总支出将达到 3 550 亿美元,其中 54%的医疗费用将由联邦政府承担。导致美国医疗费用快速上涨的原因主要有:人口的自然增长、通货膨胀和医学的发展带来了大量医疗新技术和新服务项目等。根据 20 世纪 70 年代对当时医疗情况的调查表明,医疗费用增加的 63%是由于通货膨胀,30%是由于新技术的应用,7%是由于人口的增加和老龄化。如不采取有效措施限制医院不合理收费,预计到 1998 年,美国的老年医疗保险基金很可能会被全部耗尽,这给美国联邦政府财政带来严重的赤字威胁,对医疗保险制度和卫生管理政策进行合理改革成为联邦政府的重要任务,实行合理的医疗保险制度和卫生管理政策迫在眉睫。

DRG 最初是将医院特定病种与其所消耗医疗费用联系起来的付费方案,用于根据消费水平和病情相似程度将住院病人分组的付费系统。由于在医疗服务市场中存在着严重的信息不对称,逐渐出现了服务者诱导需求,即需方被动和供方垄断性,医生掌握的专业信息在很大程度上影响甚至决定了消费者的选择。医院里 80%~90%与费用相关的决定是由医生做出的。诱导需求会导致医疗资源利用的不公平、低效率和过快增长,针对这一问题,美国国家卫生筹资管理局于 1983 年采用了按疾病诊断相关分组——预付款制度付费方式。该系统在公平有效地分配和管理卫生资源方面做出了巨大贡献,后来逐步被世界上许多国家借鉴为医疗卫生支出的依据。

美国国家卫生筹资管理局应用的 DRG 系统主要存在以下几个发展阶段。

1. 第一代 DRG(MEDICARE-DRGs)

为了科学地进行医疗评价,美国在 20 世纪 70 年代率先组织对疾病诊断相关分组进行研究。耶鲁大学卫生研究中心 Mill 等人通过对取自新泽西州、康涅狄格州及宾夕法尼亚州 169 所医院 70 万份出院病例的总结进行了大约 10 年的分析研究,根据解剖学与病理生理特点和临床特点,将所有的病例划分成 83 个主要诊断类目,再根据第一诊断/第二诊断(CCs)的应用、主要手术操作、年龄等因素进行划分,最后将疾病分成 492 个单病种,每个病种的病例都具有相同的临床特点和相近的住院天数,在全世界范围内首次提出了一种新型的住院病人病例组合方案,且定名为 DRG。20 世纪 70 年代末,Yale DRGs 在美国新泽西州的支付制度试点改革中被应用,随后根据实际情况进行了改进——这次改版主要是把临床医生纳入了研究团队,并把临床医生对病例类别划分的意见作为重要的 DRG 分组依据。1982 年,里根总统正式签署法令,Medicare 采用基于 DRG 的预付费制度,美国享受老年医疗保险及贫困医疗补助的出院病例于 1982 年 10 月 1 日起全部按诊断相关分类法和预定额付款制向医院进行结算。该法令对基于 DRG 控制医疗费用的不合理增长、提高医院的工作效率、管控医疗质量及推动医院之间标准化评估起到了显著的作用。

2. 第二代 DRG(REFINED-DRGs)

美国国家卫生筹资管理局认为第二诊断(CCs)的应用可能与国家医疗资源的大幅度增长有关。因此,联邦政府卫生财政管理局(HCFA)基于付费的需要,与美国国家卫生筹资管理局和耶鲁大学的卫生系统管理组织合作,于 1985 年完成了 REFINED - DRGs 的研制,该版本构成现有版本的基础,也是新的卫生保险付费的基础。其资料来自美国 2 100 家医院中的 332 家医院,按医院的分布、地位、功能及大小不同分层随机抽样了 40 万份病例。该项研究把所有属于 CCs 的二次诊断分成 136 个二次诊断组,每个组又被分成若干个并发症与合并症复杂程度的等级,将外科病人的二次诊断分成 4 个并发症和合并症复杂组,即无并发症和合并症、中度并发症和合并症、重度并发症与合并症及极重度并发症与合并症;将内科病人的二次诊断也分成 4 个并发症和合并症的复杂组,同时所有之前的按年龄、并发症和合并症的分组都停止使用。进行二次诊断分组的过程中,病人被安排到相应的最严重的分组中,附加诊断的例数不影响分组(以最严重分组为准)。第二代 DRG 采用了 ICD - 9 - CM 分类编码,在第一代 DRG 基础上扩充了许多相关信息。如:增加了病人入院方式、转归等,使第二代 DRG 组内的病例具有相同的临床特点、住院天数和卫生资源消耗。第二代 DRG 第 10 版共有 1 170 个单病种分组,1985 年应用于美国老年医疗保险中。

3. 第三代 DRG(ALL-PATIENT-DRGs)

1987 年,纽约州卫生部和美国最大的为卫生机构提供高级软件和信息服务的 3M 卫生信息系统(3M Health Information Systems,3M HIS)合作,对 DRG 最初几年实施过程中发现的技术错误和漏洞提出了修改方案。第三代 DRG 的分类主要考虑了下面 8 个因素:主要诊断、附加诊断、主要手术、重要的合并症和并发症、年龄(以 17 岁区别成年人和未成年人)、新生儿体重、昏迷时间、是否死亡。疾病诊断分组增加到 785 个，并停止使用了其中部分分组，实际最终共有 641 个单病种分组。第三代 DRG 较其前两个 DRG 版本具有以下优点：①分组条件更为全面，能够更好地反映疾病的复杂性、病情的严重度和医疗服务的使用强度，临床相关性更为紧密。②覆盖面更广泛，更符合实际应用。第三代 DRG 系统包括所有病人。③修订了美国国家卫生筹资管理局的老年人保险数据收集系统的不足。1988 年 9 月公布了第三代 DRG 分组。美国政府于 1995 年 1 月 1 日宣布老年医疗保险制度按第三代 DRG 分组第 12 版（共 641 个单病种分组）方案支付住院费用。

4. 第四代 DRG（SEVERITY DRGs）

美国国家卫生筹资管理局于 1993 年再次对应用到 DRG 的并发症和合并症目录进行校改，本次校改排除了与妊娠、新生儿、小儿有联系的 DRG。新的并发症和合并症应用第三代 DRG 的目录作为最初版本，应用大量的医学数据将附加诊断分成无并发症和合并症、无主要并发症和合并症以及重度并发症和合并症 3 个次级分组，取消所有应用于老年医疗保险中的疾病诊断分组的其他并发症和合并症，并追加 24 个病种分组，共计 652 个病种分组。在第四代 DRG 系统中，和第二代 DRG 的要求一样，病人被分到次级分组的二次诊断严重程度最高的分组中，与附加诊断的数量无关。1994 年，美国国家卫生筹资管理局发布了第四代 DRG 的信息，但没有正式宣布它的生效公告。因此，第四代 DRG 实际上没在美国的老年医疗保险上发挥作用。

5. 第五代 DRG（ALL-PATIENT REFINED-DRGs）

APR-DRGs 是以第三代 DRG 为基础研制出来的。第五代 DRG 将新生儿排除在外，取消了第三代 DRG 原有的年龄、并发症和合并症分组，取而代之的是两个系列的 4 个次级分组：一个系列阐述病人疾病的严重程度，另一个系列阐述病人的死亡危险程度；两个系列各分为轻微、中度、严重、非常严重（疾病严重程度和死亡危险程度）4 个次级分组。在进行病例分组时，不仅考虑到最严重的一个附加诊断，还兼顾各种二次诊断的相互作用。每个病人都分别在疾病严重程度和死亡危险程度中分组，即病人要在第五代 DRG 中分别在基本诊断分组、次级诊断分组的严重性、死亡危险程度中进行分组描述，这样就可以从并发症与合并症等多方面给病人的健康状况作全面的描述，进而弥补先前很多无并发症和合并症诊断病人分组的不足。在第三代 DRG 老年医疗保险的 DRG 病例中，被认为是无并发症和合并症的 1 693 个诊断被分到了的中度、严重和非常严重次级分组中；418 个有一个无并发症或合并症的诊断被分到轻微的次级分组中,最终共计得出 1 350 个疾病分组,并于 1998 年正式应用于美国老年医疗保险事业中,以后每两年修改一次。

6. 第六代 DRG(INTERNATIONAL-REFINED DRGs)

美国 3M 卫生信息系统发现,各国之间在实施前瞻性支付制度的政策时,出现了以下矛盾:每个国家都要有独特的适合自己的 DRG,国家之间不能实现 DRG 的比较,没有一个一致的疾病多组分类系统。于是,3M 卫生信息系统开始研制新的 DRG 系统,即"国际化的单病种分组系统"。该系统允许各国运用自己的诊断和操作代码,然后根据疾病严重程度对系统中各国的诊断代码进行调节,以适应不同国家病人的疾病特点和经济承受能力上的差异。这就要求有一套符合临床需求的信息系统无缝整合病人的诊疗过程,以反映病人医疗卫生资源消耗的情况,这一需求推动了各国从采用 ICD-9-CM 到 WHO ICD-10 的转型,使得全球性医疗卫生费用预付方式逐渐成形。

美国自 1983 年应用 DRG 系统后,Medicare 住院总费用的增长速度从 1983 年的 18.5% 降至 1990 年 5.7%,手术费的增长率从 1984 年的 14.5% 降至 1992 年的 6.6%,平均住院天数从 1980 年的 10.4 天降至 1990 年的 8.7 天,1995 年已缩短到 6.7 天,65 岁以上老年人的住院率逐年下降 2.5%。事实证明,DRGs-PPS 已经达到很多的预期目标,也部分解决了医疗资源分配的问题。首先,一定程度上对医疗费用的不合理增长起到了控制作用,杜绝了不必要的检查;其次,提高了医院的效率和产出率,降低了平均住院天数;第三,加强了医院经营能力及管理效率,医院必须提高医疗质量和工作效率,才能保证病人在 DRGs 费率限额内满意出院,而同时医院有所结余;最后,促进医院各部门间的协作,因为缩短住院天数毕竟不是临床医生一个群体所能独立完成的。

世界卫生组织的国际疾病分类系统(WHO ICD-10)建立在第三代 DRG 和第五代 DRG 的精髓基础上,不仅应用于老年医疗保险系统,而且成为支出的评估系统。它包括 330 个基础 DRG 分组,每个基础的 DRG 分组包括 3 个严重性程度次级分组,附加两个误差型国际单病种分组共计 992 个 DRG 分组,在美国应用时,有几个分组由于是适合非住院的病人而被删除。它的优点是可以做自身内部修改,并有多种用途:决定病人直接护理的方案、统计报告、补助资金的计算、决策的自动支持、基准的计算以及临床实验。国际化的单病种分组系统从 2000 年正式应用于美国卫生费用预付款制度,并在实践中不断地改进和完善。

二、DRG 在澳大利亚的起源与发展

澳大利亚政府 1973 年颁布的《健康保险法》规定,每个公民都享有同等机会的医疗保险,并于 1975 年 7 月 1 日起实行全民医疗保险制度。1984 年 2 月开始实行"国民医疗照顾制度(medicare)"的全民医疗保险计划。根据这一医疗保险计划,所有的澳大利亚居民都可免费享受医院医疗服务,病人在公立医院的费用都不需要自己支付。全民健康保险基金一部分来源于个人收入税(如年收入 5 万澳元以内为 1.5%,年收入在 5 万澳元以上的为 2.5%等),占20%,其余 80%来源于政府的拨款。由于公立医院的绝大部分经费来源于州政府的拨款,从而加重了国家负担。

作为一项重大改革,1988—1993 年澳大利亚联邦政府投资 2 930 万澳元支持相关的研究,从而加速了具有澳大利亚特色的 DRG 的产生。澳大利亚于1988 年开始引进 DRG 制度,用于医院内部及院际间评估。1991 年,联邦政府成立了澳大利亚病例组合临床委员会(ACCC),统筹病例组合方案的研究,研制出具有 527 个 DRG 的 AN - DRGv1.0 版本。1993 年又推出具有 530 个DRG 的 AN - DRGv2.0 版本,并从当年 7 月 1 日起,全国实行按 DRG 和 PPS(prospective payment system,分组预付费系统)对医院进行费用补偿。1995年,改进推出 AN - DRGv3.0,增加到 667 个 DRG。1997 年,世界卫生组织推出了 IDC - 10,澳大利亚制定了 IDC - 10 - AM 标准并在全国推广使用,其相应的 DRG 系统的诊断标准也转变成采用 IDC - 10 - AM,将 AN - DRGs 改造成 AR - DRGs。1999 年,AN - DRGs 被更为完善的 AR - DRGs(Australian Refined Diagnosis Related Groups)替代,此后每两年修订一次。2014 年,推出 AR - DRGs v8.0 并沿用至今。

三、欧洲国家效仿美国开展 DRG 应用

1946 年,英国政府颁布《国民健康服务法》,建立了以国家税收为主要来源的国民健康服务体系(National Health Service,NHS),由国家税收来购买医疗服务,覆盖绝大多数的英国人,政府承担了绝大部分的医疗费用,而私营医疗服务是公共医疗服务的补充,服务对象是收入较高、对医疗服务要求也较高的人群。20 世纪 80 年代,由于医疗费用不断上涨,政府财政负担越来越沉重。为了解决医疗保障服务中的问题,英国采取总额预算制,降低医疗费用的增长速度,但这项改革并未解决已经存在的问题。于是,1986 年开始在深入细致的

研究病例组合后,英国政府对全民医保体制进行了根本性的变革,颁布了适合英国本国卫生特点的卫生保健资源分类法(healthcare resource groups, HRGs),主要用于卫生资源的管理和医疗的评价。1997年,HRGs已经推出了第三代版本,其病例不仅仅局限于住院病人,急诊病人和门诊病人亦被分门别类进行组合研究,英国政府也根据该项研究成果发表了纲领性文件——"新的国家卫生服务"白皮书,对现行的医疗卫生服务体系再度改革。实践证明,HRGs制度的实施取得了良好效果,有效遏制了英国医疗费用不断上升的趋势。

德国是现代社会保险的发源地。1883年6月15日,俾斯麦时期的德国国会通过了《法定医疗保险法》。这个法律的颁布开创了现代社会保险的先河,德国也成为世界上第一个以立法实施社会保障制度的国家。1884年,德国建立了《伤残保障法》。1889年,颁布了《退休养老法》。这三大法律、三大保险制度的建立,构建了现代社会保障的基础。1993年,德国制定的《卫生保健法案》,规定医保支付方式由后付费制改为总额预付制,并构建了完善的德国医疗保险体系,实行强制性的、以社会健康保险为主、辅之以商业保险的医疗保险制度。随着社会的发展,该体系也面临着严峻的挑战——其中保险费用的增长速度赶不上医疗费用支出的增长速度是一个突出的问题,而且这个矛盾日趋尖锐,已经严重威胁到全民医疗保障体系的生存。另外,德国医疗保险体系导致内部竞争不足,存在大量资源浪费和效率低下的问题。因此,德国政府于2000年11月在对美国和澳大利亚的DRG系统进行深入研究后,研究开发了适合德国应用的G-DRGs系统,并建立了"医院赔付系统研究中心",简称DRGs研究中心。该中心由法定医疗保险协会、商业医疗保险协会和德国医院协会共同建立。主要工作除建立一套确定DRG疾病组别的规则及相关编码的规则外,主要是通过疾病和费用数据库的建立,测算DRG的付费标准。德国DRG付费制度确定的基本原则是同种疾病的付费标准一致,全国使用统一的DRG编码;在适用范围上,DRG系统几乎适用于所有的病人,包括48小时内出院的病人或者长期住院的病人;在病种覆盖上,除精神疾病外,DRG系统几乎覆盖所有的病种,特殊支付的病种仅限于血透等少数病种;在疾病分类及编码上,采用内外科分离的原则,并充分考虑并发症等因素;根据健康保险改革法案确定的目标,最终实现权重系数全境统一,基础付费标准各州统一。这些基本原则对于我国实现DRG系统的建设有很大的借鉴意义。2003年7月,德国政府通过《法定医疗保险现代化法》,开始借鉴澳大利亚的经验对按照病种付费进行改革,强制实施按病种分类收费的制度。此方案 2004 年 1 月 1 日起正式实施。从 2003 年开始改革,到 2005 年德国医保费用支出达到了降低 3.3% 的目标,一年内节约 99 亿欧元医疗保险的开支。G‑DRGs 系统的实施取得了与美国相似的缩短住院时间、减缓医疗费用增速和提升医院成本管理水平、促进医院间服务平衡、提高服务质量等一系列成果,但同时也逐步显现出医院费用超支愈发普遍、进入分组系统的病种数量难以应对疾病的日益多样化等问题。由于德国 DRG 付费制度发展十分迅速,是目前医疗服用按 DRG 支出最多的国家之一。

匈牙利早在 19 世纪末就开始实施医疗保险制度,当时实行的是德国模式。第二次世界大战以后,开始实行全民福利免费医疗体制,医疗费用由国家预算拨款,所有公民都享受免费医疗待遇。1990 年实行资本主义制度以后,开始实行西方国家的社会保障制度,即医疗、退休养老保险体制,至今已经运行 30 年。匈牙利政府在 20 世纪 80 年代开始研究美国的 DRG 制度,于 1990 年初步引进了 DRG,经过一个全面适应本国的研发阶段后,在 1993 年正式启用,成为当时在世界上全国范围内推行 DRG 为数不多的国家之一。急性住院治疗的融资体系是 DRG 在匈牙利发展的一个重要基础,该体系是综合性医疗保健模式的一个部分,在 1990 年由 Gyogyinfok 的专家团队研制并推广。范桂高编译的《匈牙利建立在 DRG 基础上的理财制度》一文,就 DRG 在匈牙利医院引入后对床位供应与使用的影响等做分析介绍,指出匈牙利实行 DRG 后,出现了较前每个病人的疾病诊断中多了条目,且病人的主要诊断在分类上倾向于向 DRG 分类中收费最高的靠拢,尽管入院时并非这个诊断。在支付方面,匈牙利变通为少于某最低天数,医院得某一较少的补偿,超过某一最高限定,按天数每天给少量津贴。匈牙利医疗保险制度改革进程与我国较为接近,取得的经验和教训也有较大的参考价值,无疑会对我们进一步推动医疗保险事业发展、完善医疗保险体制有着重要的借鉴意义。

希腊在 1983 年建立了全国卫生系统(NHS),称为混合医疗系统。该系统是由私人医疗保险机构和国家医疗卫生系统组成,涵盖了整个希腊,无任何特权制度,或职业、地区限制,非本国籍的居民同样可与当地公民一样享受公立医院的公共医疗服务。希腊政府在医疗上的花费大约占该国国民生产总值的 10.1%,远高于其他发达国家,每年在医疗上的投入占该国国民生产总值的 7.5%～8%。1993 年希腊成为欧盟健康系统私有化程度最高的国家。2017 年,希腊医疗负担已经在全球名列前茅。希腊的国家医疗保健系统主要由国家对社会保险的预算支付来完成对医院的资助,因此医疗费用给国家财政带来的负担较重,审计医院成本是保证其生存能力的重要手段,而 DRG 系统已经证明成为希腊控制医院医疗成本、节约国家预算的重要手段。

挪威是世界上较早建成各项福利制度的"福利国家"之一,在 20 世纪 30 年代就制定了许多社会福利立法。1948 年,挪威开始建立全民社会保障体系,并于 1967 年通过《全民社会保障法》。迄今,它仍是挪威最重要的基本社会保障制度。在挪威的社会福利中,医疗体系是非常重要的一个环节。挪威医疗服务体系大致上是以公立医院和诊所为主,外加私立医院和诊所。1997 年,挪威引入 ISF 付费体系,1999 年,实施 Nord - DRGs,目前执行总额预算和 DRG 支付相结合的付费方式。在费用权重基础上,以 2002 年数据为基础每年更新,由 18 所医院参与制订,2005 年,DRG 付费占医疗卫生支出的 60%。

意大利是自英国之后的第一个在医疗服务系统中实行统一原则的欧洲国家,在全国范围内实行统一的卫生资源分配以及全面的医疗卫生服务。该体系的主要特点是国家医疗卫生保障制度比较完善,由医疗卫生机构免费或低价向城乡居民提供服务,实现卫生服务的全民覆盖。20 世纪 90 年代初,意大利政府对卫生经费的拨付方式进行了改革,逐年追加在卫生方面投入的资金,并且将过去的按人头拨款方式改为 DRG 付费制,各公司及医院也按照 DRG 进行核算。该 DRG 系统和美国的方案基本一致,国家划拨的经费出现亏损时地方政府负责自行补充。如今意大利的单病种付费(DRG)模式已经相当成熟,很多疾病诊疗都有其明确的诊疗路径,医疗机构必须严格按照临床路径进行操作。

1987 年 10 月召开的欧洲医疗政策公开论坛会和 WHO 会议对美国和欧洲实行的 DRGs - PPS 经验进行讨论后认为:DRGs - PPS 为医院提供了测定最终产品的手段,并提供了医疗生产过程的管理结构;DRGs - PPS 方式既控制医疗质量,又创造新的卫生服务评价方法,对医院之间、地区之间、国家之间甚至保险之间制定卫生服务价格具有明显的作用。与美国不同的是,他们着眼于财政奖励效果作为目标,但是 DRG 方式对于调节医疗服务质量所起的作用,在欧洲许多国家已得到一致的肯定。

四、亚洲国家开始研究应用 DRG 系统

在 DRGs - PPS 体系中,DRG 各组价格基准的制定是核心工作之一。DRG 的价格既要反映医疗机构诊疗的合理成本,又要对现行费用进行压缩,

以起到降低医疗费用支出、合理化资源配置的作用。由于 DRG 对控制费用较有效果,许多亚洲国家也在研究 DRG。

在日本,医疗保险制度的建立要晚于欧美发达国家。1922 年,日本颁布《健康保健法》,1927 年,参考德国的医保体制建立起卫生保险制度,实施医疗报酬点数法,"二战"后又吸取了美国的一些经验,并结合本国的实际制定了一系列有关法律和政策,逐步形成了自己独特的医疗保险制度——社会型医疗保险制度。从 1937 年日本颁布的《国民健康保险法》,到 1958 年日本出台新的《国民健康保险法》,日本医疗保险的覆盖面进一步扩大,1961 年,国民健康保险制度全民普及并延续至今。日本的国民健康保险采取的是国家推进主导,即"国家主导的医疗保险"模式,资金来自税收、参保人缴费和财政补贴。20 世纪 80 年代起,日本社会老龄化问题日益突出,医疗费用占国民收入的比重也从 1980 年的 6.2% 增长到 2000 的 8.0%。随着医疗费总额的上升,国家对医疗保险的负担也在迅速增加——1980 年财政负担为 3 800 亿日元,占国民医疗费总支出的 30.4%。2002 年达到 45 071 亿日元,占总支出的 24.5%,虽然财政补贴的负担比例有所下降,但实际数额增加了 10 倍以上。这些都给日本财政造成巨大压力,迫使日本政府采取措施改革其现有的医疗保险体制。通过对采用 DRGs‐PPS 进行了深入的理论政策研究后。日本学者认为该国不具备正式引进推广 DRG 的条件,但在此基础上,推出了不同疾病类别的平均住院日数,通过研究日本医疗体制特点和保险制度,制定出与 DRG 相似的诊断程序分组/按日付费系统(DPC/PDPS)。该系统于 1990 年开始试运行,在 2003 年推广至各综合性医院。该系统这种单纯的"疾病类别"与 DRG"诊断群"的划分大相径庭,无法体现不同规模、不同技术水平和管理水平医疗机构之间的差距等,被认为合理分配了卫生资源利用,有效降低了疾病负担,积极控制了病人的住院天数,但并没有起到明显地提升医疗质量的作用。2003 年以后,日本医疗保险的财政终于告别了严重的赤字,但政府掌管医疗保险的财政形势依然严峻。

韩国的医保制度始于 1977 年,采取的是社会医疗保险模式。2000 年以前,韩国医保体系包括政府雇员和教师医保基金、职工医保基金、自雇者和 5 人以下小企业职工医保基金,以及财政出资补助穷人的医疗补助基金。2000 年,各类医保计划合并为统一的国家医疗保险计划。韩国的医疗服务主要由私立医疗机构提供,且营利性医院比例很高,私立医院随着收入增加以及医疗保险覆盖的扩大而不断发展。韩国控制医保费用支出的主要办法是价格管制和病人共付。根据国情,韩国政府引入美国卫生财政管理局(HCFA)和耶鲁大学共同开发的第二代 DRG,并在此基础上进行改良,通过混合预付与补偿基本医疗成本,使得韩国版本的 DRG 支付体系更加有效。韩国学者还通过多年实践得到了"有效施行 DRG 改革要以质量监督信息系统的功能完善为前提,同时 DRG 的支付标准应尽可能多地包含各类医疗服务"的运行经验。1997 年,韩国在一些医院中试点引入按病种付费 DRG,使用后发现不仅有效地控制了成本,而且对医疗质量基本没有负面影响。2001 年 1 月,韩国政府将按病种付费的试点推广到所有的医疗服务机构,以纠正按服务付费方式导致的低效率,但是由于医生的强烈反对,此项改革没有推行下去。2001 年,韩国政府在门诊服务支付中引入了相对价值 RBRV 支付方式,但因在提高医生服务费的同时却没能控制服务量和费用支出而宣告失败。

全球 DRG 发展演化关系见图 1-1。

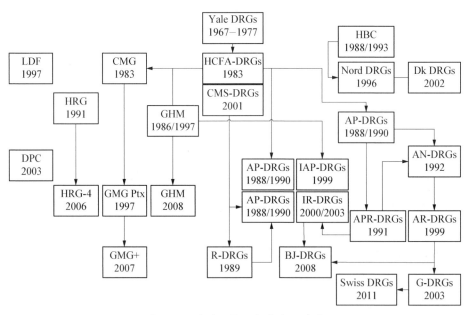

图 1-1 全球 DRG 发展演化关系

由此可见,在美国率先实施 DRG 以后,这项重大改革及其展示出的显著效益,使得一些有医疗费用快速上涨问题的国家闻风而动,许多国家纷纷效仿,有的欧洲国家干脆直接引用美国的 HCFA-DRGs 和 AP-DRGs 方案,如瑞典、葡萄牙、西班牙等国;更多的国家是引进 DRGs 的病例组合技术,再根据本国情况制订自己的病例组合方案,如法国、荷兰、加拿大、澳大利亚等;新加坡等国家在执行按天计费制度时,采用 DRG 进行风险管理和调整。在 DRG 被世界各国引进并应用的过程中,产生了多个本土化的 DRG 版本,例如澳大利亚的 AR - DRGs、芬兰等北欧国家使用的 Nord DRGs、英国的 HRG、法国的 GHM、德国的 G - DRGs 等。再加上美国本土的 DRG 在不断发展完善,产生出 CMS - DRGs、AP - DRGs、APR - DRGs 等多个版本。据不完全统计,目前这些版本总数超过了 25 个,形成了所谓的"DRG 家族"。综合分析世界主要国家的经验,实施 DRG 的相关政策环境和技术支撑条件,主要包括政策法规体系、组织机构体系、监督评估体系和数据信息支撑体系。

第三节　DRG 在我国的发展

我国对有关 DRG 的研究开始于 20 世纪 80 年代末北京协和医院对 2 年内住院病人 DRG 分类方法的探讨,后来国内许多学者开始着手研究 DRG 的支付方式,并在医院改革方面尝试引入 DRG 机制。20 世纪 90 年代中期以后,有关单病种及其费用的研究逐渐集中到探讨建立适合我国国情的诊断相关分组及研究制定各组病症的基本诊疗收费标准、成本核算等方面——部分学者分析医院补偿模式后提出医院实施病种医疗成本核算的可行性;有的认为实行病种质量控制和按病种拨款,有利于节约和控制医疗费用开支,能初步解决医院经费的补偿难题;还有学者明确指出,医院按床位、收治人数或住院天数补偿均存在不合理性,必须按病种分类,按不同病种的系数、病人不同身份的系数及不同地区、不同级别医院各类的系数拨款。这些研究从不同角度对 DRG 机制进行了探讨,对促进我国医保制度的改革和进一步充分合理地利用现有卫生资源具有一定的理论价值和实用价值。

关于我国实行 DRG 的可行性研究,从统计学角度来看,国外 DRG 在我国应用是可行的。但结合我国医院的现状及运行特点,现阶段实施符合我国国情的 DRG 需要考虑信息系统的统一完善、医疗资源消耗的度量、疾病严重程度的度量、统计学方法的选择、支付标准的制订及临床诊疗规范的建立等因素。对 DRG 的研究也主要集中在 DRG 对医院医疗质量和管理的应用方面,很少有研究将 DRG 方法进一步延伸至医疗保险支付方式中。其次,通过对美国医疗保险 DRG 支付方式的分析和评价,可以明确我国医疗保险支付方式选择的创新思路：①以总额预付制为基础,进行预付制与后付制的有机组合；②根据医疗服务的多样性采用多种支付方式；③建立医疗保险价格体系；建立质量评估监测体系,结合质量校正系数调整给付费用。

由于我国内地人力成本在病人费用中所占的比重明显偏低,药品和医用材料所占比重过高,病人费用所表现出来的统计规律很可能与国外的情况有显著的差异。对某些疾病,可能不得不提出符合国情的细化 DRG 分组方案,这就要求详细了解病人的治疗过程、费用-成本分析和更为细致的原始数据。大量的自费病人和自费项目如何纳入 DRG 的赔付体系也是我国医疗付费制度改革必须面对的特殊问题。同时,强调制定符合我国国情的 DRG,对控制医疗卫生费用不断上涨、提高医疗服务质量、规范医疗行为、合理补偿医院等方面具有重要的现实意义。在过去的 20 余年间,DRG 从最初应用在住院病人付费领域,到内涵早已突破了付费的边界,更多地延伸至医疗质量管理、医院评价、医生评价诸多方面。

一、北京 DRG 的发展

2006 年,北京率先重新开启对 DRGs - PPS 的大规模研究。课题组通过引进美国 AP - DRGs v18 和澳大利亚 AR - DRGs v5.0,依据其理念分别设计了相应的 DRG 分组程序,并分别利用不同程序对 12 所北京市三级医院 2002—2005 年间发生的 70 万份病历数据进行试验性 DRG 分组。结果显示,99.28%的病例进入了澳大利亚 AR - DRGs 的分组程序,说明北京市采集的样本病例更符合澳大利亚分组程序对病例数据的要求。2006 年 11 月 24 日,北京市《病案首页项目增补方案》《国际疾病分类(ICD - 10)临床版》《国际手术操作分类(ICD - 9)临床版》等信息标准通过了专家评审。

2007 年 1 月,北京市公共卫生信息中心通过对美国和澳大利亚 DRG 的研究,进行本土化改造,再辅以北京市 10 多家医院的数据为基础数据,出台了 DRG 标准,并在北京市二级及以上医院推广使用。通过进一步借鉴国内外既往研究成果、搭建全新理论模型,北京市于 2007 年成功研制出 600 多个符合当地特点的疾病分组,并基于该疾病分组开发了分组器。

2008 年 8 月,北京市的 DRGs - PPS 项目组提出一个适合中国的医疗机构诊疗模式和北京市本地病案信息环境的 DRG 分组模型,并且开发出了分组器,将其命名为"北京版诊断相关组(BJ - DRGs)",包含 108 个试行病组的首批 DRG 病组。研究人员采集了 2008 年北京市 149 家医院全部短期住院病例共计 130 万份首页数据,用来检验 BJ‑DRGs 的分组效能,比较 BJ‑DRGs、AP‑DRGs 和 AR‑DRGs 这 3 个分组器,使用国际上通用的检测指标"变异系数(coefficient of variation,CV)"和"变异减低率(reduction in variance,RIV)"比较 3 个分组器的分组功能比较后发现,BJ‑DRGs 分组能力与 AP‑DRGs 和 AR‑DRG 近似,对于医疗费用而言,BJ‑DRGs 的组内一致性非常好,当项目组将医疗费用作为目标变量时,BJ‑DRGS 的分组效能还略有优势。

2009 年,中共中央、国务院发布了《关于深化医药卫生体制改革的意见》,"新医改"中明确提出要以医院管理和电子病历为重点,大力推进医院信息化建设。为此,困扰 DRG 研发及应用的电子数据问题在政策层面得以解决。

2010 年 2 月,北京市卫生局在全国医管工作会议上介绍了应用 BJ‑DRGs 评价医院的经验,受到卫生部(现国家卫健委)领导及全国同行的广泛关注。

2011 年,北京市基于前期研究成果,开始启动 DRGs‑PPS 试点工作,在北京大学人民医院、北京大学第三医院、友谊医院、朝阳医院、宣武医院和天坛医院等 10 所大型三级综合性医院实施付费制度改革试点,涉及 108 个 DRG 病种组(约占住院病例的 36%、住院费用的 46%)的北京市参保人员,并连续 3 年对全市二级及以上医疗机构的住院病案首页及附页填报工作质量进行督导检查。试点结果显示,医院里的平均医疗支出下降 18%。目前,试点医院运行的 DRG 已纳入了 600 个疾病组。

此后,作为医保支付方式,BJ‑DRGs 在北京地区 6 家大型医院进行了长达 4 年的 108 个诊断分组的实地验证。这些都说明 DRG 工作越来越受到各级政府部门的重视。因此,要立足于长期发展,必须将 DRG 从学术研究工作转为为政府科学管理提供日常技术支持,并从课题组形式的松散管理纳入机构管理的轨道。2011 年 9 月起,卫生部(现国家卫健委)医管司在六大城市先后组织培训,推广北京市 DRG 的管理经验,学员覆盖全国所有省份的 800 多家三级甲等医院,各地对培训反响热烈。

经北京市卫生局与课题组商议,2012 年 4 月决定将 DRG 课题组正式纳入北京市公共卫生信息中心暨北京市医院管理研究所管理,依托原 DRG 课题组骨干与北京地区医疗卫生机构的专家技术力量,凭借北京市公共卫生信息中心负责北京地区医疗卫生信息管理以及数据采集的职能,承担起制定并维护诊疗信息采集标准、动态维护更新 BJ‑DRGs 分组方案、组织对病案首页质量的督导检查以保证数据质量、配合各政府部门为医疗机构管理提供 DRG 技术支持等职责。

2013 年,北京市奉命牵头组建跨省(区、市)协作组推广 DRG 管理方法,并将协作组逐渐扩大至广东、上海、云南、内蒙古、浙江、安徽、山东、湖南、四川、重庆、江苏、江西,天津、陕西等 15 个省(区、市)。随着居民疾病谱的变化、医学技术的不断进步以及社会医疗保障制度的不断完善,需要结合临床实际应用对 DRG 系统进行论证调整,以保证其可持续性。2013 年 7 月,北京市医管所在政府的支持下组织临床专家和病案信息工作人员开展了对 BJ-DRGs 历时 1 年的论证工作。参与论证的专家包含了 64 家医疗机构的临床医师、医院管理人员、病案管理人员约 300 余人,论证人员中高级专业技术职称占 95%以上,包括中华医学会/北京市医学会各专业委员会的主委、前主委、副主委 28 人,充分体现首都卫生行业的代表性、权威性。专家们经过充分的讨论,在《2008 版 BJ-DRGs》的基础上,对疾病诊断术语、手术操作术语及其编码,以及疾病诊断相关分组规则进行补充修订。经论证,共调整了 10 396 条记录,占 55 027 总条目的 19%;DRG 组由原来 652 组调整为 751 组。在论证基础上,北京市公共卫生信息中心对 BJ-DRGs 分组方案机器管理软件进行了全面升级,开发出《BJ-DRGs(2014 版)分组管理系统软件》。随后又等效建立了 CN-DRGs 分组方案(2014 版)。此分组方案共包括 26 个主要诊断分类(MDC),覆盖所有短期住院病例。分组系统利用病人当次住院病案首页中的诊疗信息,先将病例按主要诊断分到某一 MDC,再按照主要治疗方式分为外科部分的 ADRGs(相近的诊断相关分组,Adjacent DRGs)、内科部分的 ADRGs 和操作部分的 ADRGs,并结合影响临床过程的年龄、性别、有无合并症与并发症等其他因素,按照临床过程一致性和资源消耗相似性的原则,最终将所有病例分为 783 个 DRGs。

《2014 版分组软件》不仅较 2008 版有所改善,同时还可以为医疗机构临床评价及分组方案持续维护工作提供智能化服务。通过这次论证,形成了一系列与 2014 版 DRGs 分组软件应用相配套的重要标准,包括《疾病诊断与手术操作名词术语》《疾病诊断与手术操作名称编码》《ICD-10 临床版》《ICD-9-CM3 临床版》《门急诊就诊原因编码》。同时,培养壮大了北京 DRG 工作的专家骨干团队,参与 DRG 研究的人员从少数人发展成一支庞大的专业队伍,工作能力大大提升。为了使 BJ-DRGs 更加紧密结合临床医学的发展与变化,在 2013 年 BJ-DRGs 临床论证专家队伍的基础上,北京市卫生计生委成立了

DRGs 论证专家委员会，旨在对有关专业术语标准及其诊断相关分组进行持续性论证与修订。为了将 DRG 应用到支付制度上，2014 年，北京市再次启动了 DRGs 研究工作，并成立了北京市公共卫生信息中心。2014 年 5 月 21 日，北京召开了 DRGs 论证专家委员会成立大会，公布了《北京 DRGs 论证专家委员会章程》，明确了今后对 BJ‑DRGs 分组内容及方案进行动态调整升级的持续性工作机制。2013 年和 2015 年，北京市公共卫生信息中心分别启动了北京市平谷区、怀柔区新农合综合支付制度（DRGs）改革试点工作。

二、中国台湾地区 DRG 的发展

1950 年 3 月，中国台湾地区颁布了"劳工保险办法"，开始在公营企业等机构实行劳工保险制度。20 世纪 80 年代后期，随着政治转型进程加快，中国台湾地区的公共医疗保障体系面临着医疗保险赤字的重要难题，中国台湾地区开始全面规划全民健保。1992 年 12 月。中国台湾地区卫生主管机构向行政管理机构提交了"全民健康保险立法要点"，1993 年 10 月，该法案提交司法管理机构审议，1994 年 7 月正式通过。1995 年 3 月 1 日起，中国台湾地区开始实行强制性社会保险，实施全民健康保险制度（简称"全民健保"），确立了单一保险人体制，全民健保的纳保率可达 99％以上。中国台湾地区的全民健保在支付制度方面经过多次调整，呈现多轨并行的格局，其中有"论日计酬（主要用于精神科慢性病房的住院及安宁依赖患者的整合性护理）""论质计酬（乳腺癌、糖尿病、高血压等 7 类疾病实施论证方案）""论人计酬（处于试办阶段，用于社区家庭医生诊疗模式等）""论病例计酬（部分手术采用此方式支付）"等，但这些所占比重较小且适合的医疗服务类型有限，大部分医疗服务目前仍采取总额预算支付制度下的"论量计酬"方式。虽然总额预算支付从宏观上对总费用进行把关，但"论量计酬"方式仍然会引发医疗提供者"诱导需求"，导致医疗服务效率低下。中国台湾地区全民健保实行的前三年财务状况良好，每年的健保财务收入均大于财务支出，安全准备金也由 1995 年的 371.44 亿元新台币上升到 1997 年的 615.59 亿元新台币，但 1998 年财务支出急剧增长，而收入却增长缓慢，全民健保财务出现略微失衡，支出比收入多了约 15.6 亿元新台币，这一财务缺口由安全准备金来平衡。到了 1999 年，中国台湾地区全民健保财务失衡更加严重，爆发第一次财务危机——当年财务支出远远高于收入，财务逆差达 210.03 亿元新台币，安全准备金迅速减少 35％，仅剩 389.96 亿元新台币。面对财务危机，中国台湾地区当局采取了上调个人部分负担、提高费率、采取总额预算制度等一系列开源节流的措施,以应对财务危机,但仍然难以改善收不抵支的局面。2000 年以来,中国台湾地区全民健保制度先后又爆发两次财务危机,健保财务缺口逐步拉大,危机日益严峻,2007—2009 的 3 年里,中国台湾地区健保收支分别短缺 125.7 亿新台币、265.3 亿新台币和 572.2 亿新台币。2010 年,中国台湾地区当局将健保费率从 4.55% 上调到 5.17%,直至当年 11 月才开始出现净结余,财务危机得以暂时解决,但安全准备金仍然远远不够填补总额的短缺。

为提高医疗服务效率,提升医疗服务品质,2010 年 1 月 1 日,中国台湾地区开始实施 TW‑DRGs 支付制度,这是以美国的 DRG 为基础加以本土化后得来的。中国台湾地区计划将分 5 年时间逐步导入 1 026 项 DRG 项目。第一阶段从 2010 年起,先以原住院论病例计酬为主的 164 项(后在实践中实际归纳为 155 项)DRG 优先导入实施,此部分占全部将要实施的 DRG 范围点数(中国台湾地区的医疗服务不以金额定价,而是以点数核计,不同项目点数不同)的 28.6%;第二阶段,逐年导入各主要疾病类别(MDC)项目。TW‑DRGs 的主要疾病类别为 Pre‑MDC 以及 MDC1 至 MDC24,其中 Pre‑MDC 是指先于 MDC 的病种付费,可用于某些耗费大量资源的疾病,包括器官移植、骨髓移植等,这类疾病的分类并不基于主要诊断,且于 MDC 分类前被归入一个单独的 DRG 分组。中国台湾地区自 TW‑DRGs 实施开始,就对 DRG 病例从医疗效率、费用转移、病人转移和成效测量这 4 个方面进行监控。实施半年后,中国台湾地区卫生主管部门出具的成效评价报告显示平均每病例的住院天数、实际医疗点数均有所下降,这与当初美国实施 DRG 后的趋势保持一致;但是住院前一周内平均门诊检验、检查点数增加,考虑可能存在医院将费用转移至门急诊申报;另外,3 日内再急诊率、14 日内再住院率有微幅增加,可能存在提早出院、分次住院的情况,这些也正是美国 DRG 实施后产生过的弊端,需要进行规范。由此可见,虽然 TW‑DRGs 实施后对医疗资源的管控更加有效,但随之也产生不少问题,如医院倾向多收轻症病人、增加住院次数、减少 ICU 的使用、转至门诊治疗增加,而病人的自费负担比例升高,医患关系更加紧张等。因此,TW‑DRGs 实施一年后,中国台湾地区医疗界认为当前不宜急于推进 DRG,也对某些议题未达成共识,使得 2011 年施行第二阶段 DRG 项目的计划搁浅,仅就已经实施的 154 项 DRG 进行调整。中国台湾地区卫生主管部门也同意延后导入第二阶段实施项目。

第二章

DRG 方法在国内外的应用现状

20 世纪 60 年代,疾病诊断相关分组诞生于美国,80 年代开始应用于美国的医疗保险(medicare)的支付制度改革,此后经历数次发展,最终形成现在的格局。鉴于美国在控制医疗费用增长方面取得的卓越成效,DRG 的理论方法被欧洲、澳大利亚及亚洲等部分地区所借鉴,形成具有本国(地区)特色的 DRG 管理制度,并在实际运用中收获丰硕成果。美国是全球最早通过运用 DRG 方法来影响医疗保险的国家,也是迄今为止在 DRG 方法应用方面发展得最迅速、最全面的国家之一。DRG 的原理和数据分析的方法对世界各国实行以 DRG 方法进行付费及开展效果评价工作具有深远的意义和影响。所以,首先让我们来看看美国在 DRG 系统的发展历程及其实际应用方面取得的成果。

第一节　美国 DRG 的应用现状

美国 DRG 取得的成功,使得美国医疗保险和医疗救助服务中心(CMS)将预付费与打包付费的理念逐渐引入到其他医疗服务领域。随着病患覆盖范围的扩大、医疗新技术的出现及疾病诊疗编码与诊疗过程的规范,DRG 制度也在不断更新。美国 DRG 制度作为医疗服务付费的基础,目前已经形成了较为完善的支付体系。美国 CMS 主导开发的 DRG 系统的发展历经以下 6 个阶段。

第一阶段　第一代 DRG(MEDICARE-DRGs,1976 年)

这是由耶鲁大学 Mill 等人组成的研究小组耗费近 10 年时间于 1976 年完

成的。

初始版本的 DRG 方法是：通过摘取来自新泽西州、康涅狄格州及宾夕法尼亚州约 70 万份出院病例作为资料样本，并对其进行总结。研究小组发现，他们可以通过某一原则，将所有的病例分成 83 个主要诊断类目。然后按第一诊断、第二诊断、主要手术操作、年龄等疾病相关因素再进行划分。最终将疾病分成 492 个病种，每个病种的病例都具有相同的临床特点和统一的住院天数。

第二阶段　　第二代 DRG(REFINED-DRGs，1985 年)

美国国家卫生筹资管理局和耶鲁大学的卫生系统管理组织合作，将来自美国 2 100 家医院中的 332 家医院，按医院的分布、地位、功能及大小不同分层随机抽样 40 万份病例。这项研究将所有属于 CCs 的二次诊断分成 136 个二次诊断组，每个组又被分成若干个并发症与合并症复杂程度等级。将外科病人的二次诊断分成 4 个并发症和合并症复杂组，即无并发症和合并症、中度并发症和合并症、重度并发症与合并症及极重度并发症与合并症；将内科病人的二次诊断也分成 4 个并发症和合并症的复杂组。同时，所有以前的按年龄、并发症和合并症的分组都停止使用。进行二次诊断分组的过程中，病人被安排到相应的最严重的分组中，附加诊断的例数不影响分组(以最严重分组为准)。组内病例具有相同的临床特点、住院天数和卫生资源消耗。这一阶段他们将合并症及并发症的严重程度考虑进分组，不单单仅考虑有无并发症。

第三阶段　　第三代 DRG(ALL-PATIENT-DRGs，1987 年)

第三代 DRG 系统是在二代系统基础上的又一次进化，该系统将以下分类轴心作为主要原则：主要诊断、附加诊断、主要手术、重要的合并症和并发症、是否死亡、昏迷时间、新生儿体重、年龄(以 17 岁区别成年人和未成年人)。通过这些分类轴心原则，将疾病诊断分组增加到 785 个，并删减了部分分组，实际最终得到 641 个单病种分组。

第三代 DRG 方法的问世，使得 DRG 中分类所得疾病组的内容更全面，更能反映疾病的复杂性、严重度和对医疗资源的消耗情况，更贴近临床实际。同时这种分类方法将所有病人全部考虑进去，使得分组更具普遍性。

第四阶段　第四代 DRG(SEVERITY-DRGs, 1994 年)

在第四代 DRG 系统中,同第二代 DRG 的要求一样,病人被分到次级分组的二次诊断严重程度最高的分组中,与附加诊断的数量无关。美国国家卫生筹资管理局 1994 年发布了第四代 DRG 的信息,但没有正式宣布它的生效公告,第四代 DRG 没能在美国的医疗保险中发挥作用。

第五阶段　第五代 DRG(ALL-PATIENT-REFINED-DRGs,1998 年)

第五代 DRG 是以第三代 DRG 为基础开发出来的。第五代 DRG 将新生儿排除在外,取消了第三代 DRG 原有的年龄、并发症和合并症分组,取而代之的是两个系列的 4 个次级分组。一个系列阐述病人疾病的严重程度,另一个系列阐述病人的死亡危险程度;两个系列各分为轻微、中度、严重、非常严重(疾病严重程度和死亡危险程度)4 个次级分组。并于 1998 年正式应用于美国老年医疗保险事业中,规定以后每 2 年修改一次。不仅应用于 MEDICARE系统,而且成为支出的评估系统。

第六阶段　第六代 DRG(INTERNATIONL-REFINED-DRGs, 2008 年)

美国 3M 卫生信息系统发现各国(地区)之间在实践前瞻性支付过程中,遇到以下几个难题:①各国(地区)需要具备符合自身国情发展的 DRG;②各国(地区)间的 DRG 不具可比性;③没有统一的疾病组分类系统。因此,3M 卫生信息系统致力于研发出新的 DRG——国际化的单病种分组系统。

国际化的单病种分组系统建立在第三代 DRG 和第五代 DRG 的精髓基础上,不仅应用于医疗保险系统,而且成为支出的评估系统。它包括 330 个基础DRG 分组,每个基础的 DRG 分组包括 3 个严重性程度次级分组,附加两个误差型国际单病种分组,共计 992 个 DRG 分组。在美国应用时,有几个分组由于适合非住院的病人而被删除。

通过这些数据的处理,研究小组发现,这样的分组有着其特定的优势,能用于解决很多实际问题,且具有可修改的特性。例如,这样的处理可以帮助医护人员更精准、系统地评估病人的疾病情况,更有针对性地为一组拥有相同的临床特点的病患制订符合他们疾病需求的护理方案。这样的数据处理还能方便统计分析,为发现新问题、开展医疗技术创新提供数据支持。在医疗费用支付方面的表现也十分强劲,技术人员可通过病种基准的计算,制定合理的预付款及补助资金,既减轻了大众看病的压力,也提升了医院的精细化管理水平。所以自 2000 年起,国际化的单病种分组系统正式应用于美国卫生系统中,并于此后不断完善。

DRG 系统-预付制度是美国医院在出院病人中提供服务补偿的支付制度,出院病人按其所属 DRG 费率进行费用结算,医院自负盈亏。这样,医院在提供医疗服务前即可预知医疗资源消耗的最高限额,从而调动医院积极性,在提供医疗服务过程中节约费用,提高效率并保证质量。1983 年,美国实施以来,该制度对控制医疗费用的不合理增长、提高医院工作效率、保持医疗质量及推动医院间评估起一定作用。美国医疗费用的增长率由 1983 年前的 16%～18%降到 7%～8%,短期住院率一年中下降了 12%,治疗的病人数也减少了 1%。另外,DRG 系统对美国老年医疗保险也卓有成效,在 1964 年,美国几乎一半的老年人没有任何保障制度,到 2000 年,97%的美国老年人加入了老年医疗保险。美国的老年医院保险已经覆盖了 9 300 多万低收入老年人和身体有某种缺陷的人,可以说所有的美国老年人都有某种医疗保障,保证了他们获得高质量的医疗服务。可见,按疾病诊断相关分组-预付款制度为美国医疗保险事业做出了巨大贡献。

美国历经 50 年征程,终得以将 DRG 方法为基础的医疗服务付费体系推广,使几乎每位美国人收益。而也正因为经历了这 50 年的实践,其研究人员在实际应用过程中不断归纳总结,积累了许多具有本国特色的发展经验和教训并在这些经验教训中不断成长,下面简要阐述 DRG 系统在美国实施后所取得的主要成就和存在的问题。

一、主要成果

DRG 系统的基本理论是:通过技术手段将拥有相同临床特性的疾病诊断进行分类,并对每个组别按照其权重进行定额,以预支付的方式进行支付,达到医疗资源利用的标准化。这样的处理有助于激励医院加强对自身医疗质量的管理,迫使医院为获得利润而"主动降低就医成本,缩短住院天数,减少诱导性医疗费用的支出",从而达到控制总费用的目的。

近几年,DRG 系统在美国实际应用中取得的成绩证明了 DRGs 在收付费上的优势。医疗机构理解掌握 DRG 系统的原理,通过减少诱导性医疗消费、降低重复不必要的检查、缩短住院天数的方法达到控制医疗费用的不合理增长,减少和杜绝大处方、大检查等过度医疗行为,减少对医疗资源的浪费的目的。同时，通过数据分析进行监管，提高了医院的诊疗效率，优化了医疗服务。在效率、质量、安全方面进行突破，为病人提供了更好的就医体验。

二、主要不足

当然，任何制度成立之初的美好愿景与实际实践过程中遇到现实问题总会存在一定矛盾，衍生出偏离预期设想的行为。

首先，体现在住院日方面，一些医疗机构通过减少病人的住院日而提高出院病人门诊量的方式来增加收入。虽然住院费用降低了，但相对应这部分病人的门诊费用却不断提高，此消彼长，这样最终导致的结果便是单独以"住院、门诊"而论，医疗费用得到了控制，而从综合来看却正好与之相反。

其次，很多医疗机构为了提升收益，对病人都采取按照最高的病种诊断进行诊疗，这样的行为导致的结果便是某些医院推诿病人，不收治重症病人以减少实际合理医疗资源的消耗。

最后，还有部分医疗机构以"成本高，收益少"等原因取消了一些临床诊疗项目，造成医疗服务项目的缺失，给诊疗带来了隐患。

但尽管如此，宏观上来看，运用 DRG 方法在抑制飞速增长的医疗费用层面上仍收获了惊人的成效。随着美国 DRG 系统在实际应用中的效果呈现，许多国家纷纷效仿。其中部分北欧国家直接引进美国的 DRG 系统，而德国、澳大利亚等国家引进 DRG 的病例组合技术，再结合本国国情，商议制订具有本国特色的病例组合方案。

第二节　澳大利亚 DRG 的应用现状

澳大利亚于 1984 年 2 月实施了一项称为"国家医疗照顾制"的全民医疗保险计划，所有本国居民都可以免费享受公立医院的医疗服务。为了缓解政府财政压力，澳大利亚于 1988 年开始引进 DRG 制度。

澳大利亚政府借鉴美国做法，并在预付款制度（DRGs - PPs）基础上根据本国国情对 DRG 进行了修订，于 1993 年实施 Australia National DRG（AN - DRG），并在各医疗机构内部及院际间试点评估。自此之后，澳大利亚 DRG 学者对疾病分组进行研究。1998 年，AN - DRG 被更为完善的澳大利亚改良版疾病诊断相关分组（AR - DRG）替代，并使用至今。实行 DRG 制度后，医疗机构发生诊疗行为后是从保险公司处获得病人的医疗费用的。而保险公司通过分析和评估病案首页中的诊断编码所在的疾病组付钱,而不是依据病人在治疗期间所做的诊疗项目取得收入。

一、AR‐DRGs 分组过程

纵观各国的 DRG 应用,不同 DRG 的区别主要体现在分组设计的细节问题和编码系统的使用上面。下面对澳大利亚在分组上与美国的差异做一分析。

DRG 分组过程一般分为 3 个步骤(见图 2‐1)。

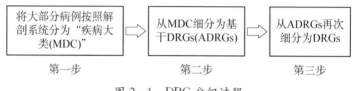

将大部分病例按照解剖系统分为"疾病大类(MDC)" → 从MDC细分为基干DRGs(ADRGs) → 从ADRGs再次细分为DRGs

第一步　　　　　　第二步　　　　　　第三步

图 2‐1　DRG 分组过程

MDC 划分的过程通常只使用主要诊断编码;从 MDC 到 ADRGs 过程则会同时使用主要诊断编码和主要操作编码;而从 ADRGs 到 DRGs 这个过程会用到其他诊断和操作,以及反映病例个体特征的其他变量。

有了上面的 DRG 分组步骤,我们再来看澳大利亚 DRG 分组设计第一层 MDC 疾病大类分组设计。澳大利亚依据病例数据的主诊断编码,将 AR‐DRGs 分为 23 个疾病大类,即 23 个 MDC(如今的美国 DRGs 为 26 个 MDC)。

同时,在进行 MDC 分类之前,先将部分可能医疗资源消耗过大的疾病,如移植手术、需要呼吸机治疗的疾病等分到单独的一类,即 Pre‐MDC。

同时,澳大利亚的 AR‐DRGs 在美国的 AP‐DRGs 基础上,对于入组方式也进行了改进,澳大利亚的 DRG 方案不再在一个 MDC 中,大块地区分为外科组、内科组。通过于 AP‐DRGs 入组方式的查询,可知 AP‐DRGs 将各疾病大类(MDC)中的手术病例分到外科组,未经过手术治疗的病例分到内科组。而是依据病例记录中的手术操作、诊断等编码信息,将相应病例分到具有澳大利亚 DRG 方案特色的所谓 ADRG 组,即未实施手术操作的病例,归为内科组 DRGs;实施手术操作未接受复杂操作处置的病例,归为外科组 DRGs;实施手术操作但是接受了较复杂操作处置的病例,归为非手术室手术类 DRGs。

同一个 ADRG 由一个或者多个 DRG 组成,一个 ADRG 中的不同 DRG 一般具有相同的诊断或者手术代码列表,相互间只是在资源消耗强度方面有差别。因此,其 DRG 分组是基于几方面因素进行的,这些因素包括疾病的严重程度、年龄和合并症(并发症或伴随病)等。

二、AR - DRGs 支付方式改革

AR - DRGs 的研究提供了突破性的支付方式。DRGs - PPS 将传统的回顾性付费(retrospective payment)改变为前瞻性付费(定额或包干)(prospective reimbursement),如果医院能使提供的实际服务费用低于 DRG - PPS 的标准费用,医疗机构便在此过程中获得盈利;反之,就会亏损。在这种制度下,为了生存,各医疗机构开始尝试探索低于 DRGs - PPS 标准费用的服务方法和模式。通过 DRG 方法,数字化的统计分析使得医院产出的评价成为可能,为政府部门筹资、预算、支付提供了基础。由于人口老龄化和卫生人力成本的增加,为了更好地应对医疗技术更新和压力日益提高的挑战,卫生筹资制度日益重视寻找提高资源使用效率的方法,DRGs 和相关成本负担研究得到了相应的发展。澳大利亚政府认为,PPS 对医院进行费用补偿,是对医疗制度实施的一项重大改革。澳大利亚在国家层面能够成功运用并发展 AR - DRGs,其中一个主要原因是依靠临床医生通过国家病例组合委员会积极参与到实施过程中。临床医生的介入保证了每个病例得到正确的处置,并最大限度地得到精准的诊断编码。DRG 的运用使得医院管理和经费使用更加透明,让拨款部门更好地控制医院经费额度,并更好地预测医院今后的经费支出。

三、AR - DRGs 遇到的实际问题

然而,正如美国在实践中遇到的矛盾一样,澳大利亚在实践过程中也面临实际问题。

(1) DRGs - PPS 支付方式导致了病人住院日期的缩短。住院日期的缩短可以有许多好处,但许多研究表明,病人被动"快速和安全"的出院容易增加"家庭病床"需求的额外负担。

(2) DRG 编码过度(up-coding)问题。编码过度是指当一个病人诊断编码比实际编码更严重,以此得到更高的费用补偿。这种行为会导致卫生统计数据的扭曲和筹资体系的滥用。面对强加的预算限制,医院可能倾向于错误

编码。许多国家正在研究抑制这类现象的办法,例如建立奖励制度以鼓励医院正确编码。但也有研究显示,许多医院发生错误编码的现象主要集中在编码过低(under-coding),为此导致医院费用补偿不足,医院对编码过低的关心程度明显比编码过度更高,因为从自身利益考虑,医疗服务提供方更有动力去发现和纠正编码过低,以维护自身利益。排除利益驱动因素,导致编码过度或编码过低的一大原因。就是由于病案编码人员缺乏足够的培训所致。这方面工作有待持续加强。

(3) DRG 体系仅注重通过疾病治疗而给予报酬,忽视疾病预防和健康促进。

当护理服务作为统一费用而付费时,就会出现计算护理干预成本和病人康复之间关系的问题。护理成本难以确定。因此,行业达成一致意见决定了完成护理的成本测量。然而,DRG 支付模式的精准性和有效性依赖于护理成本数据。现有文献资料需要护士们提供一个能明确护理工作的词汇表,以便于它的评估。护理行为国际分类提供了一个标准护理语言,在护理计划、记录和计费报告中的使用日渐增多。由于 DRG 忽视疾病预防和健康管理,护理服务大致取代了这两项任务。因此,如果护理在卫生经费结构中未纳入考量,护理作用将继续被低估和无法完全体现。DRG 提供了强有力的经济利益驱动,促使医院缩短病人的住院天数。因而,在社区就必须提供足够的家庭健康服务(如家庭病床),而这些工作必须依靠大量的合格护士。

(4) DRG 付费模式不区分依赖性高低的病例,尽管医院成本在高依赖情况下更高。DRG 产生了经济刺激,使得医院避免接受依赖性强的病人,进而威胁到健康服务的公平性。

在精神病人和慢性疾病方面,运用 DRG 系统还存在一定困难,然而希望得到这些方面服务的人群规模却越来越庞大。另外,澳大利亚医保服务中心近来采取措施阻止保险机构为一些特定的、可避免的临床并发症而额外增加的医疗费用买单。研究发现,约有 50% 的不良反应事件是可以避免的。不良反应事件往往导致住院时间延长和死亡率的增加。超过 15% 的住院成本来自不良反应。因此,有必要提高医疗服务效率,为医疗服务购买者和提供者提供持续的费用节省。

第三节　德国 DRG 的应用现状

德国是典型的社会保险型国家,大约 90% 参保者的医疗保险费用由社会医疗保险(social health insurance,SHI)支付。DRG 支付制度改革前,医保支付医院的方式主要是总额预算下的按住院床日付费、特定项目付费等方式,但是从医疗服务的内容与结果来看,既有制度下医疗费用的决定机制不透明,医疗质量信息无法与国际比较,各医院间的成本差异趋大,医疗费用支出持续的增加。因此,德国结合本国医保实际借鉴美国与澳大利亚已经成熟的 DRG 支付制度,探索出本国的 G-DRGs 支付制度,取得了不错的医疗费用管理效果,成为随后探索实施 DRG 的成功范例。

一、医疗保险支付体系

德国建成了一套较为完善的医疗保险管理体系,有效地控制了卫生费用支出,确保了医保基金安全与平稳运行。这一方面,得益于政府与市场界限明晰,德国政府在医疗保险支付中主要起到协调各方利益、设计支付框架的作用,行业协会与社会团体等承担专业性、审批性以及经办性工作。另一方面,坚持政府监管与行业监管并重的思想。德国医疗卫生领域最高层级的机构是卫生部,其主要负责拟定医保支付标准以及相关法律规范,医疗保险报销目录以及门诊医疗服务技术标准等具体性工作由联邦联合委员会承担。联邦联合委员会(gemeinsamer bundes ausschuss,G-BA)是医师、牙医师、心理治疗师、参保者、医疗服务机构和医保公司等联合组成的自治组织,是疾病基金协会与各医师协会之间协商的平台。

德国医疗质量和效率研究所(institut für qualität und wirtschaftlichkeit im gesundheitswesen,IQWiG)接受 G-BA 或卫生部的委托,实施医疗临床效果评估并提供支付建议。联邦医保局作为独立的行业监管机构,负责医保基金的管理与风险控制工作,而疾病基金协会制定保险费率标准等事务。法定医保基金组织作为最权威的全国医保联合组织,主要负责制定具体的医保管理政策,对医保经办机构实施监督,参与 G-BA 的决策,反映行业诉求和争取行业利益。最终医保支付决策结果由卫生部批准公布。如图 2-2 所示。

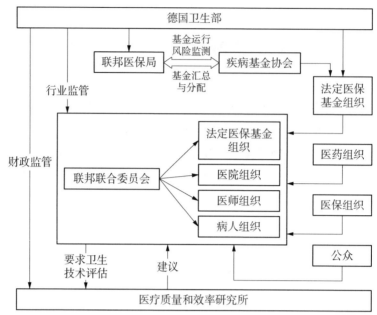

注：顶部盒表示最终的决策者；实现箭头表示决策机构；断箭在决策过程中所需的步骤，可能会或可能不会影响决策

图 2-2　德国医疗保险管理体系

二、G-DRGs 型医保支付方式改革

德国于 20 世纪 70～90 年代实施总额预算制度，1998 年后又开始实施按病种付费。2000 年，《社会安全法》修法后规定，自 2003 年起新的住院医疗给付系统必须依据 DRG 支付，2000 年 6 月 27 日选定以澳大利亚分类系统 AR—DRGs 为德国 DRGs 的版本。理由是该分类系统非常现代化、透明度高、分类符合实际，有利给付。根据德国 DRGs 的实施特点，可将其分为 4 个阶段：准备阶段、预算中立阶段、基准费率整合阶段和全面实施阶段。

三、G-DRGs 的管理机构及职能

德国实施 DRG 主要机构为"医院支付系统研究中心（institut für das entgeltsystem im krankenhaus，InEK）"，由法定医疗保险协会、商业医疗保险协会和医院协会共同组成。中心的主要工作除建立一套确定 DRG 疾病组别的规则及相关编码的规则外，主要是通过疾病和费用数据库的建立，测算 DRG 的付费标准。德国的 G-DRGs 付费制度确定的基本原则是：同种疾病

的付费标准一致。全国使用统一的 DRG 编码；在适用范围上，DRG 系统几乎适用于所有的病人，包括 48 小时内出院的病人或者长期住院的病人；在病种的覆盖上，除精神疾病外，DRG 系统几乎覆盖所有的病种，特殊支付的病种仅限于血透等少数项目；在疾病分类及编码上，采用内外科分离，并充分考虑并发症等因素；根据健康保险改革法案确定的目标，最终实现权重系数全境统一，基础付费标准各州统一。

1. DRG 协议

DRG 协议是有关一般事项行政程序处理步骤的固定格式协议。例如，处理重新住院个案的方式、医院里病人转诊的方式、年度交接时个案医疗费用的处理等。

2. DRG 支付目录

DRG 支付目录包括 1 200 多个 DRG 项目、支出权重值以及平均住院天数（包括最小值、中位数和最大值等数据），DRG 的费用就是依据平均住院天数与支出权重值等计算出来的。DRG 项目表依据国际主要疾病类别（major diagnostic category，MDC）的分类方式进行，德国根据本国疾病特点进行编码的修改。除 DRG 支付目录外，德国还有其他支付目录，其他支付目录是对于特殊费用之支付费用表，即可额外增加与补充的费用，如肾透析、肿瘤药物、放疗与化疗等程序。

3. DRG 编码指南

《DRG 编码指南》是德国编码指引，为了将住院期间疾病与治疗的文件标准化。编码指南实施的目的在于计算医疗费用，与就诊病人的临床疾病类型与病史无关。DRG 的官方编码工作主要由德国医学文献和信息研究所（deutsches institut für medizinische dokumentation und information，DIMDI）完成。诊断编码以世界卫生组织的国际疾病分类代码第十版（ICD—10）为基础，再依德国需要进行修改，形成《ICD‐10‐GM》。手术和处置编码则为德国自行发展的手术和程序编码（OPS）。

4. NUB 的应用

InEK 为确保新技术可及时纳入 G‐DRGs 系统中，创造了一个"最高额"的资金申请过程。这一过程被称为新的诊断和治疗方法（NUB）。经过 InEK 核准后，如果 NUB 符合必要、适当与经济等条件，法定健康保险（statutory health insurance，SHI）才可报销支付。各大医院使用新技术需要通过申请才可以获得报销，InEK 随后进行监测，主要检查 DRG 是否充分应用、是否正确编码并分析新技术引起的成本差异等问题。NUB 可报销与否还取决于具体的诊断和程序代码的编写情况(见图 2-3)。

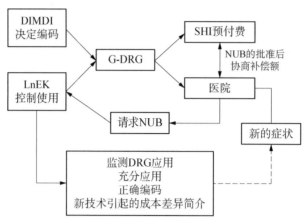

图 2-3 医院应用新技术的流程

四、G-DRGs 支付系统的组成

德国发展与完善 G-DRGs 支付系统过程中,建立国家级的疾病编码系统和统一各州的基准费率的方式等诸多方面值得我国学习和借鉴,以下对 G-DRGs 支付系统得以顺利实施的 4 个基础条件:病人分类系统的建立、数据收集、支付价格的制订以及报销比率,进行深入研究与探讨。

(一) 病人分类系统

DRG 是欧洲国家住院部门最常见支付方式,所有应用 DRG 的国家使用均首先建立病人分类系统(PCS),以具有相似疾病特征或具有相似的资源消耗量等同质性因素分为同一病人组。各国病人分类系统特点可总结如下:①一般分成 24~28 个互相排斥的诊断类别;②MDC 对应于单一器官系统或病因;③各章节对应于各医疗专科;④所有国家的病人分类结构类似。德国的 InEK 根据病人的年龄、性别、疾病类型、住院时间、诊断内容、治疗方法及治疗结果等不同情况,将病人分成若干组,每组根据病情的轻重分为若干级别(有无合并症与并发症等),再根据主要诊断分为 3 个组:外科 DRGs 组、内科 DRGs 组及其他 DRGs 组,依此再划分为若干基本的 DRGs。目前,InEK 共分 24 个系统诊断类目,其中包括 1 个 Pre-MDC(预先主要疾病分组)和 23 个 MDC,其中错误的 DRGs 组在主要诊断过程中予以剔除。目前,大约有 1 200

个 DRG。它们由一个四位字母数字代码组成。例如,110A 或 L33z。首位的字母是 23 个 MDC 主要诊断类别之一,两位数字是指 MDC 内的子类别。第四个位置上的字母是基于其资源消耗的不同而划分的一个基本的 DRG,z 代表该组没有严重程度分级。

(二) 数据收集

InEK 的主要职责之一就是对数据的收集与处理工作。数据收集主要包括临床数据、成本数据与样本规模三大板块。临床数据主要用于诊断分类系统和程序分类系统,由 InEK 的数据中心收集汇总后提交给 DIMDI 进行诊断和程序编码。成本数据主要来源于本国,但需要进行标准成本核算。德国的样本规模是基于全国医疗机构就诊病人的统计数据,因此数据的真实性与可靠性较强。为了保障病人的隐私与防止医疗机构根据 InEK 的数据选择病人,数据中心提交给 InEK 的数据需要匿名,最终医院的 DRG 统计基本数据(病人人数、住院天数及分组等)由联邦统计局进行发布。

(三) 支付价格的制定

医疗费用支付价格标准由费用支出权重、平均住院天数以及基准费率共同决定。即 DRG 支付价格 = 费用支出权重×基准率。每个 DRG 的费用支出权重值由 InEK 根据病人特征、疾病诊断分类、治疗方法选择和病情严重程度,并考虑医院的特征因素等确定,每个 DRG 的费用支出权重 = DRG 的所有病例的平均成本/所有病人的平均费用。计算出的每个 DRG 带 3 个小数位,即所谓的点数。2014 年点数的范围为 0.135～64.137,平均治疗费用越高,点数越高,最后协商确定每个点数相对应的货币金额即基准费率。基准费率由联邦层级的医师协会和疾病基金协会每年基于 DRG 预算共同协商制订,基准利率每年都在增加,2014 年平均约 3 160 欧元。如:2014 年,德国莱法州的顺产费用支出权重值为 0.568,其获得的补偿额为 1 794.88 欧元。

(四) 报销比率

InEK 在制定医院预算时考虑到 NUB 的应用、高成本病人(如化疗、放射治疗、肾透析)与其他预算的变动,另外会加上一定的附加费费用。即医院预算 = G-DRGs 补偿额 + 附加费用。

五、G-DRGs 的平等协商机制

(一) 医保费用支付谈判

德国 G-DRGs 系统是向医疗机构分配财政资源的最基本方式,通过 G-

DRGs 系统每年大约分配 85% 的财政资源。2013 年,法定医疗保险基金约支付了 650 亿欧元,是国际上基于 DRG 方式支付医疗费用最多的国家之一。但德国的医疗费用分配不是凭经验处理,而是通过一个高度复杂的经验成本计算与谈判而来。联邦联合委员会是医师组织、医院组织等医药行业组织与疾病基金协会谈判的平台,基于谈判的侧重点不同,谈判机制又划分为两个层面:联邦层面和地区层面。联邦层面的谈判着重于制定框架性的规则,特别是规定德国统一的医保基本保障范围、医疗服务质量保障措施等,主要关注参保人员的医疗保障待遇和水平。地区层面的谈判则更多关注医师的薪酬支付、下年度的医疗服务数量与打折方式等财政情况。因此,各地依据实际情况有所差别。主要由各地医师协会等参与方的谈判能力与收入水平决定。德国州层级的平等协商谈判主体是最大的保险人与最大的医疗服务机构谈判,小保险人或医疗服务提供者按照相同形式作子谈判。各州的医师协会需要和本地的疾病基金协商年度预算,否则预算结果可能被联邦一级法定医疗保险的代表否决,如果协商不成,最后预算由联邦卫生大会决定。

(二) 费用支出权重谈判

InEk 是 DRG 费用支出权重的谈判协商平台,由于 DRG 的基准费率全国统一,各州主要是权重不同,所以地区谈判用于微调各医院的权重。InEk 刻意维持医疗服务买卖双方对等的形式,保险人 5 席,医疗院所 5 席,中立者含主席 3 席,病人 5 席但无投票权,中立者有议事仲裁功能。

六、G‑DRGs 的医疗费用审查

德国医疗费用的审查专业机构是医疗审查委员会(MDK),委员会成员由全国实施 DRGs 医疗服务机构的医师组成,MDK 是独立的评审机构,MDK 的评审意见可作为付费的参考。联邦层级的审查机构称为医疗咨询服务机构(medical advisory services,MAS),主要用于联邦机构的法定医疗保险的咨询、协调及支持各 MDK 间的合作、审查标准化及专业训练的准则,MDK 亦必须协助 MDS 完成任务。

(一) 审查资料

MDK 对 DRG 案件的审查资料主要包括:医院出院资料如基本数据(姓名、入出院日、住院日数、人院状况、出院状况、诊断编码及处置编码等);DRG 数据如 DRG 编码、MDC、重要合并症与并发症、基准费率及申报金额等;出院病历摘要;出院报告与部分病历;完整病历(送到 MDK 的办公室)。

（二）审查重点

MDK 对 DRG 案件的审查重点主要包括住院日数是否在住院日上下限内，重要合并症、并发症，主次诊断，诊断编码、处置编码的正确性，呼吸器使用时间，DRG 编码的正确性，附加的给付事项等。

（三）分级审查

（1）第一级审查。第一级审查又称超短专家意见，是由疾病基金协会随机筛选病例，再借助医院出院资料，经由法定健康保险（SHI）人员与 MDK 医师决定需要专业审查的病例，第一级审查由疾病基金协会的下属办公室进行。当审查结果无异议时，整个审查程序完成，无须其他额外的审查步骤。

（2）第二级审查。第二级审查又称短专家意见，是利用医院出院数据、出院报告，也可能利用部分病历作为审查数据。审查由疾病基金协会的办公室进行，由 MDK 的人员负责办理。如果有需要，医疗服务机构需要对疾病基金协会的人员提供说明。

（3）第三级审查。第三级审查又称长专家意见，是利用所有可以取得的资料，包括出院报告、完整病历，在 MDK 的办公室或医院实地进行审查。虽然并不是每个医疗费用都需要 MDK 的第三级审查，但每个医疗账单都经历着苛刻的密切审查过程。

七、德国的 G‑DRGs 支付制度的优势与不足

（一）主要优势

德国 G‑DRGs 支付体系使医院的收入策略发生变化，医疗保险机构成为医疗费用的总体控制者和病人的代理人，一定程度上抑制了诱导需求，并促使医院尽量缩短病人的住院周期，因而 750 家试点医院的平均住院时间降低了 30%。由于住院时间的缩短以及医院加强成本管理，G‑DRGs 制度的实施在一定程度上降低了医疗费用的增长速度；通过在统一的信息平台上对医疗机构、医疗保险机构进行标准化管理，有利于促进临床的交流、比较以及改进治疗的过程，在一定程度上提高了医疗服务质量；DRG 付费制度激励医院为获得利润主动降低成本，促使其在药品、器材和设备等采购以及医疗资源的使用和诊疗过程中更注重成本‑效益，在一定程度上促进了医院成本核算。因此，该支付系统的实施使得一部分不能主动适应该体系的医疗机构不得不退出本行业的竞争，而大量私立医院则因为竞争优势获得了蓬勃的发展。

(二) 主要不足

(1) DRG 对提高医院效率的效果并不明显。美国 DRG 设计者的最初目标之一,就是通过一系列制度设计使医院主动缩短病人平均住院日、规范化诊疗流程等,以提高医院的效率。然而,实践显示,DRG 在提高医院效率方面的效果并不特别明显。在意大利、奥地利、美国(弗吉尼亚州和新泽西州)以及德国的研究都显示,医院效率并未得到提高。德国的研究者采用 DEA/SFA 以及两步分析法进行分析后发现,住院病人数量降低是其中最主要的影响因素。此外,医院因提交到保险公司的资料必须是精准无误的,所以在所有临床科室均特别安排一名专职员工进行编码及校对工作。同时,医院也许因该系统特别增加一个科室进行 DRG 编码审核,反而增加了管理人力成本。

(2) 未能充分考虑临床基础和实践研究的创新。DRG 支付体系仅仅将医院医疗相关服务纳入管理体系,而对同时承担科研、教学任务的大型医院和大学附属医院的科研、教学相关必需支出并未进行考虑,将医院经营限制在盈亏平衡线周围,甚至使部分医院入不敷出的同时,影响到医疗科研和学科发展,特别是临床相关技术的创新发展以及医疗人才的培养。另外,每年的支付标准是在用统计学方法计算出的平均值基础上,再由各方利益代表协商最终决定,体现不出对不同医院的质量要求和绩效差异,无法激励医院在质量建设中投入更多的力量。有部分病人手术后可能过早出院。德国赔付系统研究中心对 1 个月内同一 DRG 的病人再入院做了明确的规定,却没有对安排病人提前出院做出过多考虑。因此,有部分医院在病人恢复初期就安排其出院。虽然这种安排对病人健康没有造成恶劣的影响,但却严重影响了病人的生活质量,并增加了病人康复的难度。

第四节　DRG 在我国的应用与发展

一、DRG 在国内的现状

借鉴国际 DRG 的经验与成果,北京市成为我国第一个成功开发并系统应用 DRG 的地区。1988 年,北京市成立了医院管理研究所。随后该所在全国率先启动以北京 10 所大型综合医院为研究对象的 DRG 研究,从 DRG 总体规划、组织实施,到 DRG 的方法学及其实践应用等,进行了尝试并着手推广,为国内 DRG 工作的未来发展奠定了基础。

21 世纪初,覆盖全民社会医疗保障制度的建立对科学的付费方法提出了更高的要求。由此,北京市医院管理研究所启动了按诊断相关分组预付费制度(prospective payment system based on drgs)研究,即 DRGs‐PPS 课题组,再次开展 DRG 研究工作。2008 年底,北京市对 DRG 的研究完成了从借鉴国际经验到本土化的蜕变,研发出了一个适合于中国医疗机构诊疗模式和北京本地病案信息环境的 DRG 分组器,命名为 BJ‐DRGs。

(一) DRG 在我国的研究进展

1. DRGs 研究与应用纳入政府部门日常工作管理

北京是我国第一个完成 DRG 本土化开发并在辖区内医疗机构中系统应用的地区,早在 20 世纪 80 年代末,北京市在全国最早成立了医院管理研究所。研究所首任所长黄慧英在全国率先发起并以北京 10 所大型综合医院为研究对象的 DRG 研究,该项研究历经 4 年多时间,取得了初步的成效,为这一理论体系进入中国进行了大胆尝试,为未来发展奠定了工作基础。21 世纪初,覆盖我国全民的社会医疗保障制度的建立呼唤着科学的付费管理方法出台。由此,在北京市政府各有关部门的大力支持下,北京市医院管理研究所再次启动了 DRG 研究工作,于 2008 年成功开发出北京 DRG 分组方案(以下简称 BJ‐DRGs)。2012 年 4 月,经北京市卫生局与课题组商议,决定将 DRG 课题组正式纳入北京市公共卫生信息中心(以下简称"信息中心")暨北京市医院管理研究所(以下简称"市医管所")管理。在此之前,2005 年北京市医院管理研究所与北京市卫生局信息中心合并,更名为北京市公共卫生信息中心,加挂北京市医院管理研究所牌子。依托原 DRG 课题组骨干与北京地区医疗卫生机构的专家技术力量,凭借信息中心负责北京地区医疗卫生信息化管理以及数据采集的职能,承担起制定并维护诊疗信息采集标准、动态维护更新 BJ‐DRGs 分组方案、组织对病案首页质量的督导检查以保证数据质量、配合各政府部门为医疗机构管理提供 DRG 技术支持等职责。

2. 完成 DRG 临床论证并建立动态维护工作机制

随着居民疾病谱的变化、医学技术的不断进步以及社会医疗保障制度的不断完善,需要结合临床应用实际对 DRG 系统进行论证调整,以保持其可持续性。2013 年 7 月,北京市医院管理研究所在政府支持下组织开展了对 BJ‐DRGs 历时一年的论证工作。专家们经过充分的讨论,在 2008 版 BJ‐DRGs 的基础上,对疾病诊断术语、手术操作术语及其编码,以及疾病诊断相关分组规则进行补充修订。经论证,共调整了 10 396 条记录,占 55 027 总条目的 19%;DRG 组由原来 652 组调整为 751 组。在论证基础上,信息中心对 BJ - DRGs 分组方案及其管理软件进行了全面升级。2014 版分组软件不仅较 2008 版有改善,同时还可以为医疗机构临床评价及分组方案持续维护工作提供智能化的服务。

(二) DRG 在北京市的应用探索

北京市卫生局将 DRG 研究成果应用到医院及临床重点专科评价中,取得了较好的反响。2011 年,北京市人力资源和社会保障局在 6 家三级综合医院启动了 DGR 付费试点工作,取得了初步成效。北京市医保局自 2011 年起,使用 BJ - DRGs 分组规则,在 6 家三甲综合医院选择了 108 个 DRG 组进行 DRG 医保付费试点。试点以来,DRG 付费方式降低了个人负担额,且医院实行按病组结算均能获益,6 家医院平均收益率为 15.02%;其中,最高为 18.12%,最低为 10.71%,从医保基金角度看,DRG 付费的优势开始显现。相比按项目付费,病组付费使医保基金支付额稳定,且费用异常高的病例所占比例在逐步减少。总体来看,6 家医院 DRG 结算的病例住院费用得到了有效控制,且临床医生接受度高,医院、医生和医保间未出现明显对立情况。因此,北京市医保局进一步扩大试点范围,在北京市三级医院进行 300 个 DRG 组的医保付费试点。2012 年 4 月,该 DRG 课题组被正式纳入北京市公共卫生信息中心暨北京市医院管理研究所管理,对 BJ - DRGs 分组器进行动态维护。

(三) DRGs 在我国的推广

2010 年 2 月,北京市卫生局在全国医管工作会议上介绍了应用 BJ - DRGs 评价医院的经验,受到卫生部领导及全国同行的广泛关注。从 2011 年 9 月开始,当时的卫生部医管司先后组织多场培训,推广北京市 DRG 管理经验,培训范围覆盖全国所有省份的 800 多家三级甲等医院。2013 年,北京市卫生局牵头组建跨省(区、市)协作组,推广 DRG 管理方法。2015 年初,国家卫生计生委(现国家卫健委)医政医管局指定北京市公共卫生信息中心作为国家 DRGs 质控中心,开展全国 DRG 研究与推广工作。以北京市 DRGs 分组方案为基础,在国内首次公开出版发行了《CN - DRGs 分组方案(2014 版)》。2015 年初,国家卫生计生委(现国家卫健委)医政医管局指定北京市公共卫生信息中心作为国家 DRGs 质控中心,开展全国 DRG 研究与推广工作。为方便工作,国家卫生计生委(现国家卫健委)医政医管局与北京市医管所协商,以北京市 DRGs 分组方案为基础,在国内首次公开出版发行了《CN - DRGs 分组方案

（2014 版）》。

2011 年,北京市 DRGs－PPS 预付制度试点改革后,由于当时我国没有统一的 DRGs 版本,全国各地出现多个 DRG 研究团队。如上海申康医院发展中心利用市级医院临床信息共享项目,即"医联工程"为基础,进行 DRG 研发,主要侧重于医疗服务绩效评价,同时应用于申康发展中心管辖下的医院。四川省华西医院开发的 DRGs 更多的是应用于自身的绩效评价及薪酬发放。

二、DRG 在国内的应用

在医药卫生体制改革不断深化的背景下,DRG 是一项重要的医疗管理工具。DRG 的基本功能是通过"风险调整"较为恰当地划分医疗服务项目,使得管理者在有限的管理幅度下能够较为全面和精准地把握不同医疗项目的特征、不同医疗服务提供者的绩效以及医疗资源消耗的分布情况。正因为如此,DRG 既可在微观的费用支付、服务单位绩效评价中应用,也可以在宏观的预算管理、资源分配和绩效管理政策中使用。近年来,国内 DRG 主要应用在以下 3 个方面:

(一) 在医疗服务评价中的应用

以 BJ－DRGs 为基础,现已开发出一套医院评价指标体系,从能力、效率和安全等方面对医院的医疗服务进行评价。此评价方法的优点在于来源信息是可采集的客观数据,客观性和可比性较好。具体所涉及的维度和 DRG 指标如表 2－1 所示。

表 2－1　基于 DRGs 医疗服务评价的三大维度指标

维度	指标	评价内容
能力	DRGs 数量 总权重数 病例组合指数(CMI)值	治疗病例所覆盖的疾病范围 住院服务总产出(风险调整后) 治疗病例的技术难度
效率	费用消耗指数 时间消耗指数	治疗同类疾病所花费的费用 治疗同类疾病所花费的时间
安全	低风险组死亡率	疾病本身导致死亡率极低的病例死亡率

2015 年,国家卫生计生委(现国家卫健委)按照全国临床重点专科中期评估和审核验收的目标要求,应用国家 DRGs 质控中心 CN－DRGs 分组方案对90 家医院上报的 2010 年和 2013 年住院病案首页信息进行了分组和绩效分

析,从医疗服务能力、医疗服务效率、医疗安全3个维度对14个临床重点专科进行了评价,并计划于2017年仍采用DRG方法对重点专科的现状进行复评。

(二) 在医院绩效考核中的应用

北京市医管局运用DRG指标对22家市属医院进行绩效考核,其将DRG组的有效占比、病例组合指数(case mix index,CMI)、效率指数、低风险组死亡等指标纳入考核指标。对各家医院设定了保持优势、弥补不足和引导发展的个性化DRG指标,通过评价学科发展均衡性以指导医院发展。同时将保障DRG数据来源的病案首页质量也纳入绩效考核指标。自2014年DRGs指标纳入绩效考核以来,已连续3年对22家市属医院进行绩效考核,市属医院及相关临床专科的医疗能力逐年提高。

在将DRG工具引入医疗机构日常监管方面,从2012年开始,云南省定期通过省卫生计生委网站向全社会公示全省二级以上医院的绩效评价情况,把日常监管的复杂问题简单化、简单问题具体化、具体问题数据化、数据问题实用化。上海市申康医院管理中心在绩效考核中也开展了病种绩效分析,每季度向所有三级医院公布病种绩效情况;运用DRG标准将诊疗病种进行详细分组,根据病种难度系数的高低确定疑难病种,并纳入考核体系。

(三) 在医疗保险支付方面的应用

2013年,北京市卫生局在平谷区启动了新农合综合付费方式改革试点,收到了良好的效果,实现了"医院收入不减、病人负担减轻、医保基金可控"的目标。2013年,云南省禄丰县率先开展DRG试点,采用CN-DRGs分组版本,目前云南玉溪、楚雄等地已全面开展DRG付费试点。广东省人民医院与广州市医保局合作,以课题形式开展DRG医保支付探索,选取广州市部分二级、三级医院的部分病种开展付费试点。2017年6月,广东省深圳市、新疆维吾尔自治区克拉玛依市、福建省三明市,以及福建医科大学附属协和医院、福州市第一医院和厦门市第一医院,这3个城市的公立医院和3个省市级医院同步开展以国家卫计委(现国家卫健委)卫生发展研究中心的C-DRGs收付费系统为基础的试点工作。

三、DRG在我国实施的建议

综合分析世界主要国家的经验,实施DRG的相关政策环境和技术支撑条件,主要包括政策法规体系、组织机构体系、监督评估体系和数据信息支撑体系。实施DRG必须主要解决以下几个关键问题,包括全国统一的DRG分类系统及 DRG 支付目录,合理的 DRG 付费基准费率和权重,严格的医疗机构行为管理,严格的 DRG 支付审查和审核。我国要进一步推广实施 DRG,建议从以下几方面开展工作。

(一)完善顶层组织管理体系

开展 DRG 相关工作应当坚持政府主导、分级负责、统一标准、横向可比、团队协作、动态维护、服务临床、多学科联合的原则。推行 DRG 需要一个良好的运行机制来保障。目前,顶层设计未明确,这是推行 DRG 的最大障碍。

1. 建立 DRG 工作的专职领导机构

在国家层面建立"DRG 预付费制改革专项领导小组",成员应涵盖国家卫生行政部门、人社部门、发改委、食药监总局、财政部等部门,承担 DRG 的实施管理。主要负责:①组织和协调制定政策法规体系并监督执行,主要的政策法规体系包括医师管理相关制度、临床诊疗规范和临床路径、医药定价制度、三方谈判协商制度等;②制订 DRG 预付费制改革的推进计划;③组织 DRG 预付费制改革试点工作;④组织全面实施 DRG 预付费制改革的准备工作;⑤统筹推进 DRG 预付费制改革。

2. 设立国家 DRG 研发和质量控制机构

设立国家 DRGs 研发和质量控制中心,卫生行政部门、各级各类医疗机构和技术服务机构及其工作人员应是该机构的主要成员。具体承担:①研究制订或组织专家认定全国统一的疾病编码系统、病案质量标准规范;②研发和修订 DRG 分类系统及分组信息系统(分组器);③分析国际国内不同版本的 DRG 体系,确定国家 DRG 分组体系,并建立持续改进机制;④提出 DRG 支付目录的建议;⑤针对全国统一或区域化的 DRG 预付费基准费率和权重提出合理建议;⑥组织专家对相关信息软件进行认定。

3. 建立 DRG 的监督管理机构

成立 DRGs 监督管理中心,组织成立专业评估组织,建立专业评估监督体系,形成专业的评估机制。该机构主要承担:

(1)通过委托机制,或组建专家团队,对医疗机构的 DRG 分组数据包括病案首页质量、疾病编码等进行审查,借助医保基金付费的处罚机制,保证分组数据的准确可靠。

(2)对国家 DRGs 研发和质量控制中心建议的 DRG 支付目录、DRG 基准费率、DRG 组权重进行审查,确定全国统一的 DRG 支付目录,确定全国统一或具有区域差异的基准费率和权重,确保医保基金预算与支付的平衡。

（3）组织由医保部门、医师、社会人士等组成的评价专家组，制订以医疗结果为导向的"医疗质量评估指标体系"，对医疗机构实施 DRG 以后的医疗产出进行评价，作为付费和核减付费的依据。

（4）审查医疗机构提出的特殊申报金额，如申报开展新技术产生的额外费用等。

（5）逐步建立全国医疗成本核算机制。

（二）确定国家级 DRGs 版本

DRG 的推广应用是一个系统性工程，需要长时间的研究开发，并且需要持续不断地更新与完善。如版本繁多将导致普遍适用性差，因此需要从根本上对版本进行统一。依托现有工作基础，建立"国家 DRG 研发和质量控制机构"或由卫生计生行政部门牵头，根据我国目前各 DRGs 分组系统的分组基础、适用性、推广性、国际化和实际应用情况，进行分析论证，提出最适用于我国国情的 DRGs 分组系统。由国家通过行政法规的方式发布统一的 DRGs 版本，作为全国各个地区推行 DRG 的依据。

通过行政法规统一国家 DRGs 分组的基础，包括病案首页数据来源、疾病编码系统、分组器、DRGs 代码。各地区可在国家版本的基础上，结合应用对国家版本提出完善和补充建议，从而实现国内 DRGs 版本的一致性。

（三）构建 DRGs 预付费制的定价机制

DRG 的定价涉及医保基金的平衡和费用增长速率的控制。相应的，现有的定价付费机制也应当进行调整，以适应 DRG 的需要作为根本目的。

一是要确定 DRG 支付目录。由研发和质控机构提出建议，医保部门予以确认，形成全国统一的 DRG 支付目录。在此基础上，可根据不同地区情况实行全部实施或分步实施 DRG 预付费制。

二是对 DRG 预付制的额外支付要建立原则。为防止医院降低服务标准，避免对新技术的应用和发展造成阻碍，在全国统一的 DRG 支付目录基础上，需对额外申报支付的原则和范围进行定义，并建立审核机制。

三是明确 DRG 预付费基准费率和权重。由于我国地域差异性较大，应当采取"国家统筹、分区设定"的原则，制订区域化的 DRG 预付费基准费率和权重。这种基准费率的确定和权重的选取应当考虑各地的社会经济状况、医保水平和卫生条件，应当建立起有区别、可调整的动态机制。

四是建立价格谈判协商制度。卫生行政部门、医保基金管理部门和医疗机构三方，应建立协商机制，确保 DRG 的分组定价在经过协商后能够得到各方的遵守。

(四) 建立医疗行为监管机制

DRG的实施,可以激励医疗机构有效控制医疗资源的消耗,但必须防止过度控费造成病人利益的损害,因此需建立相应的约束机制。

(1) 要完善DRG医疗行为管理制度。需要有针对性地制定医疗机构医疗行为管理的政策法规。主要的政策法规应包括医师管理相关制度、临床诊疗规范和临床路径,并据此进行监管。

(2) 要建立分组数据审查机制。通过委托第三方或组建专家库,随机抽取团队对医疗机构的DRG分组数据包括病案首页质量、疾病编码等进行审查,借助医保基金付费的处罚机制,保证分组数据的准确可靠。

(3) 建立医疗质量评估指标体系。要抽调医保部门、医师、社会人士等组成的评价专家组,制定以医疗结果为导向的医疗质量评估指标体系,对医疗机构实施DRG以后的医疗产出进行评价,作为付费和核减付费的依据,确保DRG的收付费制度的可持续性。

DRG系统能够在病例分组的基础上建立覆盖全病种权重体系和评价指标,包括:①广度指标(DRG分组数);②整体技术难度指标(CMI值,平均技术难度);③医生工作量(出院病例权重);④费用消耗指数;⑤时间消耗指数。不难看出,DRG是一个很好的管理评估工具,通过对病案中各项指标的分析,就可以对医院的能力维度、质量维度及运营维度进行精细化管理。

1. DRG助力医疗质量管理

(1) 可以规范医生的诊疗行为。DRG的实施,迫使医生在医疗流程上更加标准化,医疗服务细节上更加规范化,能有效避免过度医疗,减少老百姓看病难、看病贵的问题。

(2) 有效公正地进行科室评价。以前判断医院哪个科室诊疗能力强,基本还停留在科室诊治病人的数量上,现在可以根据DRG的CMI指标,将疾病和手术分为不同的等级,通过比较科室中不同等级的疾病和手术的比例以及费用和并发症方面的指标,就能够评价这个科室的技术能力:CMI值越高,疑难和复杂程度就越高,收治这样的病人越多,就说明这个科室的诊疗水平就越强。

(3) 运用DRG管理体系,除了可进行医院内部各科室之间的比较,还可以进行医院之间的比较。将一家医院所有学科的CMI值和该地区标杆医院的CMI值进行比较,就可以发现各个科室与其他医院学科的差距,找出不足之处,从而制订科学的学科规划。

(4) DRG 可用于成本和质量的相关控制。通过 DRG 的分组,建立病种药品和耗材消耗指标的评价,如果科室的这两项指标超出了平均值,说明科室对该科的药品和耗材的管控能力不足,需加强管理。在我国,三级甲等医院取消药品加成后,医院收入减少,医院要消化药品带来的损失,就必须节约运营成本。DRG 的运用,能有力助推医院临床路径的管理和单病种付费工作的开展,有效地降低病人的医疗费用。从山东省人民医院通过对 2015 年和 2016 年的数据分析来看,平均住院天数由原来的 8.6 天下降为 8.2 天。DRG 对这一指标的有效控制,逐步解决了大型医院病人住院"一床难求"的局面。

(5) DRG 体系可以更公正、客观地对医务人员进行绩效考核。将 DRGs 相关指标引入到科室主诊组,可以清楚地看到科室各组的诊疗情况。数据可细化到每一例病人、每一类疾病的诊疗合理性。科室组与组之间也有了横向比较的平台。医院与医院之间,科室与科室之间,主诊组与主诊组之间有了可比性,每一个医师被放在同一平台上进行比较,基于诊断相同,在治疗的时间上、费用上就会有优劣的差异,所以医师之间就会有竞争,谁收治的病人难度大、住院时间短、费用低,谁就是相应专业的翘楚。

2. DRG 在助力医疗质量管理的同时,也遇到不少的难题

(1) 推行难。2017 年 9 月 14 日,人力资源和社会保障事业管理中心副主任黄华波在"中国 DRG 收付费论坛"上指出,DRG 收付费方式是目前实施条件要求最高的,经办管理难度也是比较大的举措,其难点在于这种付费方式不能让各方都满意。对医生来说,实行 DRG 收付费改革的前提是提高医生的服务技术和劳务收入。在我国,医生的大部分收入来自其"创收"能力;DRG 改革后,这部分收入被取消,而医院由于没有更多的收入空间,也无法为医生提供补贴,这就有可能造成医生收入的下降。医院仅靠控制费用、降低成本等方式很难改变这一现象。医生收入制度需进行合理改革。DRG 改革后,为获得利润,医院需要主动降低成本,减少诱导性医疗费用支付。这种改革结果对于医院来说显然不那么诱人。如果没有一个极其精细化、标准化的医疗服务评估体系,没有一个按医疗效果评估的病人付费机制,病人也不会轻易认可这种模式。

(2) 监管难。实施阶段监管部门很难做到有效监管。推行 DRG 不能简单地管住院病人而不管门诊和社区,DRG 实行后,医生可能会把一些需要在医院住院期间做的检查推到门诊去。会不会出现假住院、小病充大病的情况?

医院会不会考虑到病人的不同评分标准,不愿接收癌症终末期、压疮等住院天数较长的病人? 等等,这些问题都可能在监管不力的情况下出现。

DRG 改革经办管理的要点一是要加强过程监管,充分利用医保大数据审核监督;二是要结合制订支付标准加以管理。例如,可以制定一些特殊重大疾病 DRG 组的住院天数,超出部分给予每天一定的补偿,这样不但能缓解病人看病难、看病贵的现状,还能在一定程度上减少医患纠纷的发生。针对不同类型,不同级别医院,基于不同的补偿比例,通过数据审核以及定价的把控,DRG 的监管难题或许可以得到解决。

第三章

DRG 信息系统的架构设计

　　基于国内医院的信息化现状,从顶层设计出发,开展 DRG 信息系统架构设计,包括系统架构设计方法、系统应用架构设计以及系统功能概要等内容。DRG 信息系统不是孤立的系统,在考虑本身业务功能的同时,还要考虑与医院内部相关信息系统以及区域卫生信息系统的协同交互,同时采用信息化的技术手段,遵循国内外的相关标准,进行整体架构的设计。基于整体架构,进行系统应用架构的设计,采用分层的应用架构,包括基础设施层、数据层、业务层以及应用门户层。系统通过数据层实现对病案首页等系统数据的采集及标准化处理,以支撑绩效评价、医保管理以及学科评价等管理业务,并面向不同的主题通过应用门户层实现相应的统计分析,为医院医保控费、运营管理提供决策支撑。

第一节　DRG 信息系统架构设计方法

一、设计理念

　　在设计理念方面,DRG 信息系统的建立要结合医院实际情况,立足顶层设计,从服务、管理、运营等方面着手,在满足相关标准规范体系和安全保障体系要求的前提下,也要兼顾未来发展,总体实现提升医疗服务质量、提高业务运营效率、加强内部管理、降低运营成本的目标,以提高医院竞争力。系统应兼顾社会效益和经济效益,通过提升诊疗服务效率与质量,以提高经济效益,根据医疗机构自身定位,促进学科发展,更有效地利用好医保资金和卫生资源,进一步提高社会效益。

二、整体架构

在整体架构设计方面,需要立足全盘,除了要考虑系统本身的业务功能外,还要考虑 DRG 信息系统与外部相关系统的交互作用,系统整体架构如图 3 - 1所示。

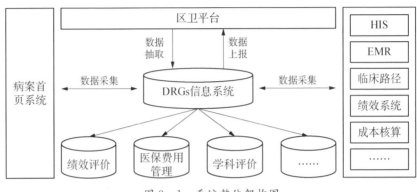

图 3 - 1　系统整体架构图

DRG 信息系统要实现和区域卫生信息平台(以下简称区卫平台)、病案首页系统的对接,同时还要实现和院内临床、管理等系统的对接。病案首页系统数据是 DRG 信息系统的主要数据来源,需要实现病案数据交换和资源共享;同时,还需要对接区卫平台,通过平台实现和其他医院的信息交互,比如指标数据等。此外,还要与院内 HIS、电子病历、绩效等系统融合,实现系统之间的协同工作,从而达到实现提高医疗质量、降低病人负担的目标。各个系统相辅相成,互相支撑,才能更好、更快地实现既定目标。

三、技术路线

(一) 架构方面

大多数医院既有的内部信息系统采用的是紧耦合架构,从数据库到数据库有很多的接口。现在面临外部繁多复杂的变化,且区域互联互通的要求越来越明确,基于外部信息、区域信息共享的前提,在管理要求日益复杂的情况下,松耦合架构因其灵活、易扩展,更能适应当前的业务要求,比如可采用面向服务架构 SOA,根据需求通过网络对松耦合应用组件进行分布式部署、组合和使用。服务层是 SOA 的基础,可以直接被应用所调用,从而有效降低系统中与软件代理交互的人为依赖性。

(二) 标准方面

需要更加注重对国际标准和行业标准的遵从。此前单家医院尚可专注做自己的系统,无须过多考量标准。现在要考虑区域互联互通,要考虑越来越多的外部管理要求,不得不更加注重标准化,不能只考虑自己医院的需求建设。

(三) 系统部署方面

基于方便日常维护和管理、降低运维成本的考虑,以及从医疗卫生机构多、业务规模不均衡的现状出发,可考虑采用集中式的部署模型,利用中心端和业务端的发布,用户的业务端通过网络实现全部业务应用。

(四) 开发语言的设计方面

系统可采用面向对象的语言进行设计开发,具有组件化、类型安全管理、自动内存管理、跨平台异常处理和代码安全管理等特性;且支持 BS/CS 相结合的客户端技术为医院各部门终端提供系统服务功能。

(五) 接口实现方面

考虑到松耦合的特点,可考虑采用 Web Services 的方式,通过标准化的 XML 消息传递机制,依托网络访问这些操作。Web Services 是用标准的、规范的基于 XML 的 WSDL 语言描述的,它隐藏了服务实现的细节,允许独立于硬件或软件平台、独立于编写服务所用的编程语言方式使用该服务。这使得基于 Web Services 的应用程序具备松散耦合、面向组建和跨技术实现的特点。

第二节　DRG 信息系统应用架构设计

DRG 信息系统应用架构如图 3-2 所示。

DRG 信息系统的技术架构如图 3-2 所示,包括基础设施层(硬件网络平台)、数据层、基础业务层、核心业务层、应用门户层,以及标准规范和安全保障这两大支撑体系。基础设施层是信息系统的基础,包括服务器、网络安全、存储以及操作系统等,是整个系统运行的保障及基础。

一、数据层

DRG 信息系统数据层的数据主要来源于病案首页,包括住院号、住院次

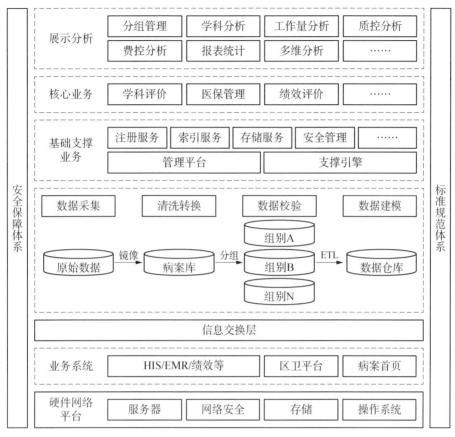

图 3-2　DRG 信息系统应用架构图

数、病案号、社保号、出生日期、年龄、入院时间、出院时间、出院病房、住院天数、抢救次数、死亡原因、离院方式、ICD-10、诊断名称、分类号、并发症数量、手术码、手术名称、并发手术数量、总费用、护理费、诊断费、化验费、治疗费、手术费、材料费、药品费、其他费用、财务成本报表数据以及科室成本核算数据等。同时也需要从 HIS、电子病历等系统抽取相关的数据。

在 DRG 系统架构中,为保证数据源系统数据库的正常工作,先将数据复制,形成一个镜像库,在后续的分组及数据处理过程中,以镜像库中的数据为基础。

(一) 分组管理

疾病分组遵循"大类概括、逐层细化"的归类原则,依据病案系统基本信息中的手术操作名称,将疾病分成手术操作治疗类和非手术操作治疗类 2 个大类(根据医院情况不同,可以把儿科疾病作为单独分类,按肿瘤的不同治疗方式进行单独分类,按中医学的不同治疗方式进行单独分类);在每个大类下,将临床特征相似、发生频率较高、消耗资源相近的疾病进行合并,形成若干个疾病组。

(二) 数据处理

1. 数据采集

通过数据库复制或消息接口等机制,汇集病案首页、临床业务系统以及其他相关业务系统的所有数据,将其物理汇集在镜像数据库中供进一步处理和利用。数据采集的范围应涵盖跟 DRG 相关的不同信息系统的异构数据源,采集的内容应尽可能全面、完整和精准。通过对业务系统先进行数据库复制,可使业务系统在数据抽取时受到的影响最小,然后在复制的数据库上启用变化的数据捕获机制;从最佳实践来看,该方案对业务系统的影响最小,并支持实时数据捕获。

2. 数据清洗

对 DRG 相关的数据进行清洗,通过数据清洗将数据库精简,除去重复记录、处理无效值和缺失值,并使剩余部分转换成标准可接收格式。将数据输入到数据清洗处理模型中,通过一系列的清理步骤,然后以期望的格式输出清理过的数据,从而提高数据的精准性、完整性、一致性、唯一性、适时性和有效性,确保数据的质量。

3. 数据建模

系统要实现规范化、标准化的业务流程和工作流管理,不仅要在后台实现所有数据逻辑上的集中存储,还要在功能需求上满足所有用户的要求。因此,需要经过数据采集(采集各异构系统的数据,包括病案首页、电子病历系统、绩效系统等)、数据分析、清洗和存储,最后面向用户实现 DRG 信息系统的服务和应用。对构建方法的描述从架构开始进行分析,再对其服务进行简单描述。

数据模型是用来描述 DRG 事件和其产生的结果及互相间的上下文关联,数据模型参考 HL7、open EHR、《电子病历基本架构与数据标准(试行)》以及病历书写范例等。对整体医疗信息而言,由于信息交互具有形态多样、关系复杂以及随医疗领域知识更新动态变化等特性,最直接的结果是整体信息需求并不能完全确定,这是系统集成面临的最棘手的问题。因此,很难采用传统方法进行建模,即使通过各种映射匹配技术也只能在一定程度上实现有限集成。

因此,要从体系架构上提出彻底解决集成问题的方案,即参考核心数据模型 HL7 RIM 建模。信息模型的设计要用于构建信息系统的底层数据库,并作为系统提供的各类信息生成、处理、存储等功能的基础。因此,基于 HL7 研究和开发 RIM 模型就是为了解决信息标准不一致的问题。RIM 是一个纯粹的对象结构模型,其所使用的任何元素、数据类型、词汇或代码如果是衍生自 RIM 规范要求,可保证所有业务域模型的一致性。根据 DRG 对数据的要求,参照 HL7 RIM 等行业标准,将已经元素化的数据进行重构与建模,构建数据实体加以存储。在此基础上,可针对不同的业务应用主题构建专门的数据集市。比如,绩效评价、医保管理、学科评价等,为 DRG 数据分析提供准确无误的数据证据。

4. 数据仓库

数据仓库是一个面向主题的、集成的、相对稳定的、反映历史变化的数据集合。数据通过数据仓库工具进行抽取、转化和整理后,存储在数据仓库中用于支持 DRG 的相关业务。建立数据仓库的目的是存放以主题方式组织的、经过二次加工的历史数据,成为系统特定的优化读取的性能模型。数据仓库的建立可以解决异构系统数据集成可能存在的不理想情况。由于医疗过程的数据与以病人为中心的数据存在差异,医疗过程的信息不连续,一个领域的过程可能存在于不同系统中(譬如处方用药领域),所以需要建立统一的以病人为中心的数据模型,对于非结构化的文本数据,需要把通用的非结构化元素解析成结构化元素。

5. 数据校验和质量保证

通过数据校验保证数据的质量,可以通过以下几种方式对数据进行校验。

(1) 行级数据校验:系统从以下指标来控制数据校验,在由业务数据到数据中心的数据导入过程中,每个任务的数据导入开始时间、结束时间、读取行数、插入行数、更新行数等必须做到实时显示。

(2) 维度渐变处理:系统的数据平台首先对基础数据进行刷新,然后数据会对所有的维度表及数据的完整性进行校验,对需要处理渐变的数据维度属性会保持每隔一小时检查一次的频率,确保维度关键属性发生变化后能及时更新,并反映到数据的聚合上,及时精准地反映在报表上。

(3) 数据的可追溯:系统通过自定义的通用字段来维护数据的可追溯性。在提供的建设方案中,具体通过 SystemKey 来表示数据来自系统,通过 Feed 来标识所来自的表(源表),通过 FeedValue 来标识数据在抽取时用到的主键值。

（4）数据精准性：系统需要提供 Data Validation 工具，可以对数据源和目标数据表之间的数据值进行验证，主要原理是通过对源表里不同数据通过视图或者 SQL 按照业务数据来进行分组聚合。

二、业务应用层

面向医院的业务主要涵盖学科评价、医保费用管理以及绩效评价 3 个方面，实现学科、工作量、质控、费控等维度的分析。其基本的 3 个指标包括能力指标、效率指标以及安全指标。

（一）能力指标

能力指标包括 DRG 组数、总权重数、病历组合指数（CMI 值）等。基于 DRG 数量的评价内容是治疗疾病所覆盖疾病类型的范围，总权重数的评价内容是住院服务总产出，CMI 值则表示治疗病例的技术难度水平，指标大于 1 说明技术难度高于平均水平。

假设一个医院的病例数量通过 DRG 后分为 N 个组别，每个 DRG 表示一类疾病，病例覆盖的 DRG 范围越广，说明该医院可提供的诊疗服务范围越广。

如果分别用"x_1、x_2、…、x_n"表示这家医院各个 DRG 覆盖的病例数，则医院的 总权重数 $= \sum_{k=1}^{x} W_k \times x_k$。 在现有的文献中，诸多关于医疗服务提供者的产出都使用"出院病例总数"来表示。然而，当医院收治病例类型不同时，出院病例多的医院其"产出"并不一定高于出院病例少的医院。使用 DRG 进行风险调整后的总权重数，则可以避免这个问题，它能够准确反映医疗服务提供者的产出[2]。

一家医院的 CMI 值＝该医院的总权重数/该医院的总病例数。可见，CMI 值是这家医院的例均权重。CMI 值与这家医院收治的病例类型有关。换言之，如果这家医院收治的权重高病例较多，则 CMI 值就较大。权重一般是反映不同病例类型之间在治疗成本上的差别。病情越复杂，治疗成本往往越高。为此，CMI 值高通常被认为是这家医院收治病例难度较高的表现。

（二）效率指标

效率指标包括费用消耗指数、时间消耗指数，其中费用消耗指数代表治疗同类疾病所花费的费用，时间消耗指数代表治疗同类疾病所花费的时间。

假设一家医院出院病例涵盖多个 DRGs，每个 DRGs 的病例数为 x_k，用

a_k、b_k 分别代表这家医院的例均费用和例均住院日,然后再计算全样本中每个 DRGs 的例均费用 A_k 和例均住院日 B_k。随后,分别计算费用比 $\left(\dfrac{a_k}{A_k}\right)$ 和时间比 $\left(\dfrac{b_k}{B_k}\right)$。然后以 x_k 为权重做费用比和时间比的加权平均值,即可得到费用消耗指数和时间消耗指数。

与 CMI 值不同,费用消耗指数和时间消耗指数与治疗模式直接相关。如果一家医院治疗疾病的费用较高和(或)住院时间较长,则该医院的费用消耗指数及时间消耗指数值就会越大。如果该医院的医疗费用或住院时间与全样本的平均水平相当,则费用消耗指数或时间消耗指数的值均为 1。相应地,当指数值大于 1 时,表明该医院治疗同类疾病所需费用或所需时间高于全样本的平均水平;指数值小于 1 时,则表示该医院治疗同类疾病需要费用或所需时间低于全样本的平均水平。

(三) 安全指标

安全指标主要包括低风险组死亡率,其评价内容为疾病本身导致死亡概率极低的病例死亡率。

导致住院病人死亡的原因大致可以分为两类。一是疾病本身很严重,难以救治,比如晚期恶性肿瘤、严重的心血管疾病、严重的外伤等;二是临床过程中发生的失误和偏差。所谓"低风险组"是指疾病本身导致死亡的可能性极低的病例类型(如年轻病人的单纯性阑尾炎、人工流产等)。如果"低风险组"的病例发生了死亡,则表示临床过程发生差错的可能性很大。

(四) 其他指标

1. 权重指标

权重是一个相对的概念,是针对某一指标而言的,在 BJ‐DRGs 系统中,各病例组的权重是每一病例组的平均费用与全部病例的例均费用之比,反映了该病例组相对病情严重或治疗复杂的程度。某 DRG 的权重＝该 DRG 组内病例的例均费用/全体病例的例均费用。

2. 费率指标

费率是每一单位(权重)支付的费用标准,是医疗保险基金管理部门计算支付各病组费用的基准值。不同级别医疗机构的费率可以不同。本次计算费率的费用包括基金支付和个人负担部分。

3. 工作量指标、病种难易度、质量指标等

某 DRGs 组平均费用水平反映了该组疾病诊治占用资源情况、平均住院日反映该组疾病诊治占用人力资源情况。

医疗绩效考核常用指标包括：工作量(住院工作量、CMI、权重 RW、化疗人次、平均住院日)；收入(门诊收入、住院收入)；手术(手术量、三/四级手术、日间手术、手术病人占比、术前天数)；重点病种(手术病种、非手术病种)。

计算各临床科室绩效时,选取考核内容中相应指标：

(1) 住院工作量绩效＝出院人次×各科室住院工作量绩效单价。

(2) 治疗难度绩效＝出院病例权重 RW×RW 对应的区间单价。

(3) 重点病种绩效＝各重点监控病种和术种的例数×各病种的单价。

(4) 手术绩效＝手术例数×该手术级别对应的单价。

科室手术率是评价手术室收治病种结构的一个重要指标,以往统计数据存在许多问题,如统计手术操作或 ICD 编码时,重复统计或漏统计情况比较严重。运用 DRGs 可以更好计算出外科组、非手术操作组、内科组的分组,加上三四级手术绩效维度,可以更准确地了解手术科室病种结构情况。

三、支撑体系

(一) 管理支撑

系统运营需要具备完善的管理支撑体系,通过管理平台,实现对整个系统的管理支撑,提供包括统一权限控制、统一用户管理、流程管理、监控管理等功能。

(1) 统一权限控制：按照基于角色的访问控制模型,建立一套实现权限管理的平台,与 DRG 信息系统应用成为一种松耦合的工作模式,减少设计、实现上的重复,对不同的角色实现不同的权限控制。

(2) 统一用户管理：提供统一的、高可靠性和安全的用户管理服务,集中存储用户信息、集中管理目录实体信息和集中管理目录实体的变更。用户目录提供了统一用户活动目录存储信息的内容展现,集中存放用户信息和组织机构信息,并按照管理流程,实现信息的流转和同步,对人员创建、调动、注销和密码同步等功能进行升级。为 DRG 系统提供灵活的组织架构管理功能,包括组织新建、组织变更、组织调动、组织删除、调动查询、组织查询等基本的组织管理功能。

(3) 流程管理：通过开展流程管控,关注质量短板,改进薄弱环节是全流

程管控的重点。以流程管理和项目管理理论为基础,针对医院关注的重点问题和关键环节,成立专项小组,开展专项工作,对核心业务流程完善和再造。包括以闭环医嘱为核心的病历质量控制、临床路径管理、重点病种管理等。

(4) 监控管理:开展医疗服务监控工作,要切实树立数据安全意识,加强数据管理,按规定集中、统一管理数据,确保数据的安全、完整和一致。依靠技术通信和应用平台,实现包括实时付费以及网上诊断、网上医学影像学读片分析、设备的互通等,以及挂号、诊疗、查验、住院、手术、护理、出院和结算等智能服务。

(二) 支撑引擎

1. 数据挖掘引擎

数据挖掘(data mining)旨在从大量不完全、有噪声、模糊、随机的数据中,提取隐含在其中但又有用的信息和知识。还有很多和这一术语相近的术语,如从数据库中发现知识(knowledge discovery in database,KDD)、数据分析、数据融合(data fusion)以及决策支持等。数据挖掘的任务主要是关联分析、聚类分析、分类、预测、时序模式和偏差分析等。

DRG 系统的 Web 服务程序根据用户的可视化操作以及数据库的具体部署,构建相应的基于 XML 的数据挖掘原语,通过 TCP 网络连接,发送数据挖掘原语至数据挖掘引擎服务进程,在接收到挖掘原语后,解释其挖掘原语的意义,执行相关的数据挖掘任务,最后将挖掘完成的结果再次通过 TCP 网络连接返回给 Web 服务程序。

数据挖掘引擎通过定义挖掘模型,将数据挖掘的任务分成模型的定义、模型的训练和模型的使用。挖掘引擎所做的工作以及前端用户(院领导、绩效办、病案室以及医务人员)的交流,也始终围绕挖掘模型而展开。前端用户操作挖掘引擎使用的数据挖掘原语分成模型定义原语、模型训练原语和模型使用原语。

2. 信息检索引擎

信息检索引擎能使不同用户对 DRG 信息系统信息的检索操作更加方便、快捷,加速检索过程,并且使所获得的搜索结果的相关性更强、精准度更高,从而有效地改善用户的搜索体验,更好地发挥系统在学科评价、医保管理以及绩效评价等方面的辅助作用。

针对不同的业务应用,需要支持综合模糊关键字搜索功能。对于 DRG 信息系统数据层已汇集的数据生成关键字索引,并提供统一的界面,使用类似

Google 或百度的关键字模糊检索对数据平台上的数据进行综合搜索,并通过病人综合数据浏览模块进行显示。

信息检索引擎可结合自然语言处理(natural language processing,NLP)构建新一代的搜索引擎。它允许用户使用自然语言进行信息检索,能够根据用户请求,更加方便地从所搜索的数据资源中定位到对用户更确切、更有价值的信息,具有智能化、人性化、便利化的特征。语义搜索引擎除了提供传统的快速检索、相关度排序等功能外,还能为搜索用户提供诸如角色登记、用户兴趣自动识别、信息化过滤、关联信息推送和内容语义理解等智慧功能。

(三) 标准规范体系

为了满足医院的可持续业务发展需求,DRG 信息系统未来需要随业务发展不断进行功能延展,因此有必要建立系统的建设规范,包括数据规范、流程规范、信息发布规范、流程规范、接口规范、用户规范、权限规范等。但是规范的建立必须依靠平台的支持完成。一旦形成规范,就将反过来为医院信息化建设提供指导和建设规则,促使医院信息化进入一个良性发展的轨道。同时,按照基本规范进行的信息化建设,又将不断优化、丰富和完善医院的各类信息化规范。整个医院信息化建设离不开各类标准的引入和执行,而标准化的引入不仅是医疗术语及各类数据字典的引入和建设,更重要的是将各类标准,包括医疗健康行业信息化标准(HL7、CDA、DICOM 等)、国家颁布的各类医疗卫生规范、地域制定的各类医疗卫生规范,与业务系统的业务流程、数据处理、数据存储、数据交换、数据利用相融合,成为整个医疗信息化架构的重要组成部分。

如果医院未建立健全信息化建设规范,将导致医院在建设新的业务系统、系统升级改造,以及在选择新的供应商时无法提出标准规范方面的要求,最终各类建设就会偏离医院信息化总体建设目标。在院内形成一套完整的标准支撑体系,使得未来的 IT 系统扩展有一个坚实的标准基础。比如,临床信息交换数据集标准 HL7、临床影像传递数据集标准 DICOM、诊断代码标准 ICD 以及统一面向服务的应用开发规范、界面服务规范、用户认证及访问服务规范、接口服务规范等,为医院间各系统的扩展和维护提供可持续性。

(四) 安全保障体系

DRG 信息系统的安全保障体系包括安全措施、网络安全、应用安全以及数据安全,由于不同地区、不同医院的实际情况不同,需要结合医院的业务系统建设、网络基础设施等实际情况,制订合适的安全保障体系。

1. 安全措施

鉴于医院信息安全涉及的问题比较多,可以制订相应的信息安全规则,基本措施如下:

(1) 保证和程序:通过违规的监视、报告和调整程序、反病毒的保证、密码保证、同步数据链路控制方法等措施,为安全提供保证的基础,同时遵守技术风险管理的相关规定。

(2) 硬件管理:结合硬件设备清单,进入控制系统的通道(包括第三方的进入)应当保证只有被授权的人员才能够进入,提供健全的硬件管理途径包括检查的执行和预防性维护以及硬件安装、处理、毁损和再次适用的程序。

(3) 软件管理:与硬件管理类似,结合软件功能清单,整理附属于软件的许可证和版权,在操作系统和数据库中的数据或者参数须符合用户的标准。同时,需要建立一套健全的管理系统,包括软件程序、系统和安全监测,以及一个健全的(比如邮件汇报)汇报机制。

(4) 技术操作层面:需要具备安全的操作环境、严格的管理变更程序以及严格限制维护和管理途径,从而为数据管理人员提供可自动监控问题的系统操作程序。

(5) 数据与传播:需要具备健全的数据和传播保护系统,有效的数据备份和存储程序,以及一个可供数据保证、储存、销毁和重复使用的程序。

(6) 检查:要进行临时或定期的检测,提供便于检查的各种条件,工作记录和审核机制应该得到落实。

2. 网络安全

网络安全设备是信息流通的必然节点,每个网络设备都会产生相应的日志信息,通过对日志信息全面、深入地分析,可以了解设备的工作状况、网络状况以及安全事件等信息。要对各类系统产生的安全日志实现全面、有效的综合分析,就必须为网络安全管理员建立一个能够集中收集、管理、分析各种安全日志的安全审计管理中心,把管理员从庞杂的日志信息分析中解放出来。提供一个方便、直观、高效的审计平台,大幅提高安全管理员的工作效率和质量,更加有效地保障了网络的安全运行,通过部署安全审计系统来保证网络的安全性。网络安全审计系统主要用于监视并记录网络中的各类操作,侦察系统中现有和潜在的威胁,实时分析出网络中发生的安全事件,包括各种外部事件和内部事件。在网络交换机处旁路部署网络行为监控与审计系统,形成对全网数据的流量监测并进行相应安全审计,同时和其他网络安全设备协同,为集中安全管理提供监控数据。

3. 应用安全

通过部署电子证书认证系统、身份认证网关、数字签名系统可以有效地保证 DRG 信息系统应用数据在传输过程中的完整性和保密性,确保加密整个会话过程,并能在双方会话建立前进行会话初始认证。通过 PKI 体系的电子证书及数字签名系统,可以满足抗抵赖需求,也可以提供数据原发者或接收者,还可以提供数据原发证明、接收证据等。

4. 数据安全

数据作为医院的核心资产,直接关乎一个医院的核心利益,按照等级保护要求,在三级以上系统应建立数据备用场地,提供本地数据备份及恢复功能,数据备份至少一天一次,备份介质要场外保存,并需要利用网络将备份数据传送到备用场地,同时对关键链路采用冗余设计。依托用户现有灾备体系,进行多业务应急与数据备份、实时数据迁移。从本系统中应用到多种关系型数据库,可通过在安全专网部署数据库防火墙系统对关系型数据库进行保护,对数据分析、检测与过滤,采用告警、拦截、阻断等方式保护数据库安全。系统所有的数据传输过程,可采用相应的加密措施,保证传输过程的安全,包括平台内数据的下推、数据的拉取、用户对系统的访问、数据导出等。

第三节 DRG 信息系统功能概要

一、分组管理

DRG 信息系统分组管理的主要内容以 ICD-10 编码和 ICD-9 手术操作编码为基础,充分考虑住院病人疾病诊断、手术名称和项目名称,结合临床工作实际情况,对住院病人进行疾病诊断分组,并根据分组情况进行付费管理,这种方式对于政府而言是作为医保、新农合付费的方式,对于医院而言是对医师和护理人员进行绩效考核管理的方式。DRG 分组原理如图 3-3 所示。

二、首页分析

DRG 信息系统的首页分析可实现从 DRG 组数/CMI/总权重、CMI 趋势、科室权重、科室时间消耗指数和费用消耗指数、DRG 低死亡风险评分、MDC

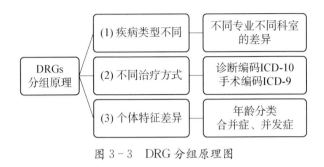

图 3-3 DRG 分组原理图

例数、科室 DRG 组数、科室指标明细等维度来展示。

三、学科分析

DRG 信息系统的学科分析可实现 CMI 分析、DRG 组数分析以及 DRG 分组覆盖情况分析。

（1）CMI 分析：可分别从选择的时间、上月、本年等时间维度统计 CMI，可生成 CMI 月度趋势、各院区 CMI 排行、各科室类别 CMI 排行、各科室 CMI 排行、各服务单元 CMI 排行以及各医生组 CMI 排行等分析指标。

（2）DRG 组数分析：可分别从选择的时间、上月、本年这 3 个时间维度来统计 DRG 组数。可生成各 DRG 组数趋势（月）、各院区 DRG 组数排行、各科室类别 DRG 组数排行、各科室 DRG 组数排行、各服务单元 DRG 组数排行、各医生组 DRG 组数排行等分析指标。

（3）DRG 分组覆盖情况分析：包括 DRG 组数覆盖率和 DRG 基础组数覆盖率。其中 DRG 组数覆盖率包括各 DRG 组数覆盖率趋势（月）、各院区 DRG 组数覆盖率排行、各科室类别 DRG 组数覆盖率排行、各科室 DRG 组数覆盖率排行、各服务单元 DRG 组数覆盖率排行以及各医生组 DRG 组数覆盖率排行等分析指标。DRG 基础组数覆盖率包括各 DRG 基础组数覆盖率趋势（月）、各院区 DRG 基础组数覆盖率排行、各科室类别 DRG 基础组数覆盖率排行、各科室 DRG 基础组数覆盖率排行、各服务单元 DRG 基础组数覆盖率排行、各医生组 DRG 基础组数覆盖率排行等指标。

四、工作量分析

DRG 信息系统的工作量分析可从选择的时间、上月、本年等时间维度进行总权重、总出院人次、总费用的分析。

（1）总权重：分析指标包括总权重趋势（月）、各院区总权重排行、各科室类别总权重排行、各科室总权重排行、各服务单元总权重排行、各医生组总权重排行、各 DRG 总权重排行等。

（2）总出院人次：分析指标包括总出院人次趋势（月）、各院区总出院人次重排行、各科室类别总出院人次排行、各科室总出院人次排行、各服务单元总出院人次排行、各医生组总出院人次排行、各 DRG 总出院人次排行等。

（3）总费用：分析指标包括总费用趋势（月）、各院区总费用排行、各科室类别总费用排行、各科室总费用排行、各服务单元总费用排行、各医生组总费用排行以及各 DRG 总费用重排行等。

五、质控分析

DRG 信息系统的质控分析重点是对低风险死亡组指标的分析，先以散点图展示各 DRG 的分布，再按照死亡等级（低、中低、高、中高）4 个等级展示不同的 DRG。

低风险组和中低风险组的死亡率，用于度量医院住院服务的安全和质量。其基本原埋是病例并不危重，一旦发生死亡，意味着死亡原因很可能不在疾病的本身而在临床过程；低风险及中低风险 DRGs 病例的死亡率，提示临床或管理过程可能存在问题。

利用 DRGs 可以划分出"低风险组"病例，把全样本病例通过 DRGs 分组器分为若干个 DRGs，计算每一个 DRGs 覆盖病例的病死率。对病死率取自然对数，使其服从"正态分布"，正 1 倍标准差之外的定义为高风险，均值和正 1 倍标准差定义为中高风险，负 1 倍标准差和均值之间的定义为中低风险，负 1 倍标准差之外的定义为低风险。

六、费控分析

DRG 信息系统可对费用控制的指标进行分析，可提供不同维度的分析报表。比如，费控报表、费控预算报表以及住院预算辅助分析等报表。通过费控报表可按照不同倍数的偏差条件筛选不在合理收费范围内的病人清单；通过费控预算报表可统计各 DRG 的总费用、药费、材料费的上下限范围；住院预算辅助分析可帮助预测院区每月的住院收入。

七、报表统计

DRG 信息系统可提供 DRG 报表、科室指标报表以及 DRG 指标等报表。DRG 报表重点展示病案病人指标（比如归属哪个 DRG、手术费用等）数据；科室指标报表可统计各科室的 CMI、总权重、出院人次、收入、死亡人次以及住院天数指标等数据；DRG 指标报表可统计各 DRG 的 CMI、总权重、出院人次、收入、死亡人次、住院天数指标等数据。

八、系统对接

DRG 信息系统可实现与相关系统的对接，进行相关数据的采集，提供数据系统对接接口、信息标准、数据质量控制以及数据管理等核心功能。

（1）对接病案首页系统：系统业务所涉及的数据部分来源于病案首页，通过与病案首页系统对接，可抽取对应数据。

（2）其他院内系统对接：在医院内部需要和 HIS 系统以及 EMR 等临床信息系统进行对接，进行支撑业务需求的其他相关指标的采集，比如费用信息等数据。同时还要和医院主数据管理系统或者字典库对接，采集字典数据。

（3）区卫平台对接：一方面，将相关数据上传到区卫平台，满足政府部门的管理需求；另一方面，可通过对接区卫平台，获取其他医疗机构的相关数据。比如，病种字典、其他医院的评价指标等。

参考文献：

［1］章莹,李正梅,徐金龙,等.DRGs 数据质量智能控制系统研究［J］.现代医院,2018,18
　　　(6)：845 - 850.

［2］邓小虹.北京 DRGs 系统的研究与应用［M］.北京：北京大学医学出版社,2015.

第四章

DRG 分组器设计探讨

    DRG 是世界公认的比较先进的支付方式之一,其核心在于分组器的设计。DRG 分组是将住院病人按照临床相似性以及资源消耗相似性,即按照病人的疾病严重程度、治疗方法的复杂程度及资源消耗程度,分成一定数目的疾病组,并以组为单位制定医药费用标准进行支付。也就是说,同为以病例(种)为基础的付费方式,与单病种付费相比,DRGs 考虑到了疾病的严重程度、治疗方法的复杂程度和资源消耗程度三个方面,更加科学全面、符合临床实际。本章对目前国内外主要的 DRG 分组器进行概述,同时以北京 DRG 为基础,重点对其分组器原理进行剖析,并对 DRG 分组所使用的标准进行介绍,从而为本土化的 DRG 分组器设计提供参考。

第一节　DRG 各种分组器介绍

一、美国模型

    如本书第二章所述,美国是最早进行 DRGs 付费方式研究的国家,它是由耶鲁大学卫生研究中心的相关学者最先开展研究。美国自从引进 DRGs 付费方式开始,相关学者便纷纷探寻适合本国实际情况的 DRGs 系统,并进行了DRGs 系统版本的持续修正和不断更新,新一代 DRGs 系统都是对前一代DRGs 系统的调整和改进。基于 DRGs 系统的更新换代,DRGs 付费方式在美国主要经历了以下 6 个关键阶段:

    第一阶段,医疗保险 DRGs,是由耶鲁大学卫生研究中心的相关学者在

1976 年开发并研制完成的,花费近 10 年时间。具体过程为:首先,对美国
3 个州(宾夕法尼亚州、新泽西州和康涅狄格州)的共 70 万份出院病例进行了
整理和分析总结;然后,基于诊断学和解剖学,将全部病人病例归入 83 个主要
诊断分类;最后,综合考量病人疾病诊断、病人手术操作和病人个体特点(如年
龄、性别和体重等)等相关因素,将病例进一步划分为 492 个 DRGs 病例组合,
其中同样的临床特点和一致的住院天数是各 DRGs 病例组合的共性。

第二阶段,改良 DRGs。1981 年,美国国家卫生财政管理局发现连续几年
医疗资源消耗快速增长的原因可能是医疗保险 DRGs 中的并发症与合并症。
因此,美国国家卫生财政管理局便开始与耶鲁大学卫生系统管理组织商讨解
决对策,对并发症与合并症进行了修改。改良版的 DRGs 于 1985 年开发成
功,具体的研制过程为:首先,从美国 2 100 家医院中选择了 332 家地理位置、
规模和等级不同的医院,采用随机抽样法从中抽取了 40 万份病例,基于并发
症和合并症,将所有病例划分为 136 个二次诊断组;然后,将外科病例和内科
病例的二次诊断分为 4 个并发症和合并症复杂组,复杂组的严重程度有极重
度并发症与合并症、重度并发症与合并症、中度并发症与合并症以及无并发症
与合并症。最后,所有病例分为 467 个 DRGs 组。相比第一代医疗保险
DRGs,改良版 DRGs 依据的是改进版 ICD‐9 分类编码,并扩充了转归和病人
入院方式等许多信息,从而改良 DRGs 中各 DRGs 病例组合内在临床特点、医
疗卫生资源消耗和住院天数等方面更具有一致性。

第三阶段,全病人 DRGs。1987 年,美国开始全病人 DRGs 的研制工作,
并于 1988 年 9 月公布了全病人 DRGs 病例分组,它是 3M 卫生信息系统和纽
约州卫生部的合作成果。具体过程为:经过纽约州卫生部的许可,3M 卫生信
息系统对第二代改良版 DRGs 实施过程中存在的技术错误和遗漏进行了修
改,其中的重大修改包括新生儿类目和 HIV 感染类目;第三代全病人 DRGs
是改良版 DRGs 的又一进步,增加到了 785 个 DRGs 病例组合;全病人 DRGs
病例分组主要有 8 个考量因素,包括病人主要诊断和附加诊断、病人合并症和
并发症、病人手术操作、病人昏迷时间、病人年龄、病人死亡状况以及新生儿体
重等特征。相比第一代医疗保险 DRGs 和第二代改良版 DRGs,第三代全病人
DRGs 具有更多优势:首先,分组条件更能反映疾病的严重程度、疾病的复杂
程度和卫生服务的使用强度,具有全面性;其次,病人覆盖率 100%,更加符合
实际情况,具有广泛性;最后,修订了老年人保险数据收集系统,具有创新性。
总之,全病人 DRGs 更能客观地反映治疗效果,实现了很多预期目标。

第四阶段,严重程度 DRGs。美国国家卫生财政管理局于 1993 年对医疗保险 DRGs 中的并发症和合并症目录进行了又一次评估和修正。基于大量医学数据,严重程度 DRGs 排除了新生儿、妊娠和小儿相关的 DRGs 病例组合,并将合并症与并发症的附加诊断分为 3 类,即重度合并症与并发症、无主要合并症与并发症和无合并症与并发症,总之,严重程度 DRGs 对病人进行分组时,需要从合并症和并发症方面描述病人的健康状况,进而弥补了前几代 DRGs 病例分组的不足,最终,第四代严重程度 DRGs 共划分为 652 个 DRGs 组。

第五阶段,改良的全病人 DRGs。第五代改良的全病人 DRGs 的研制基础是全病人 DRGs。针对全病人 DRGs 中的合并症与并发症和年龄的分组,改良的全病人 DRGs 用疾病严重状况和死亡风险进行了替代,疾病严重程度和死亡风险程度都包含非常严重、严重、中度严重和轻微严重 4 个次级组合,相比之前四代 DRGs,改良的全病人 DRGs 考虑了手术与否、第一诊断、第二诊断和年龄之间的相互作用。

第六阶段,改良的国际化 DRGs。随着 DRGs 在越来越多国家的广泛使用,不同国家采用的疾病分类编码也不同,既有 ICD‐10,又有 ICD‐9,各个国家之间便无法进行 DRGs 的比较。为此,美国 3M 卫生信息系统基于全病人 DRGs 和改良的全病人 DRGs 成功研发了第六代改良的国际化 DRGs,该 DRGs 系统下每个国家可使用自己的疾病诊断编码,与此同时,改良的国际化 DRGs 中的疾病严重程度调节系统又可合理调节每个国家的疾病诊断编码,从而能够满足每个国家自身需要并同时进行各个国家之间的比较。改良化的国际化 DRGs 包含 330 个基础的 DRGs 组,基于疾病严重程度,每个基础 DRGs 组又进行细分,最终形成 992 个 DRGs 组,此外,改良版国际化 DRGs 最大的一个优势是自身能够进行内部修改,同时还被应用于很多其他方面,包括统计报告、决策的自动支持、临床实验、决定病人直接护理的方案、补助资金的计算和基准的计算。

自从美国实施 DRGs 付费方式取得初步成功后,其他发达国家如澳大利亚、德国等也开始借鉴美国 DRGs 付费方式的经验,逐步建立起本国的 DRGs 系统。

二、澳大利亚模型

如本书第二章第二节所述,澳大利亚基于本国病例实际情况,于 1988 年引进 DRGs 付费方式并开始尝试本国 DRGs 系统的修订与开发。1991 年,澳大利亚成立病例组合临床委员会,负责组织研究 DRGs 病例组合;1993 年,基于美国的 DRGs 系统开发了 AN－DRGs,开始在维多利亚州试行,取得了良好的效果,随后便开始在全国范围内推广,AN－DRGs 分为 23 个主要疾病分类,667 个 DRGs 组,也是以 ICD－9－CM 为依据;1999 年,新一代 AR－DRGs 取代了 AN－DRGs,并在以后的应用过程中根据具体情况对 AR－DRGs 进行了不断的调整和修订。

AR－DRGs 主要内容和总体架构与 AP－DRGs 没有太大差异,比美国的少了 2 个类别。在分类前,先将部分可能对医疗资源消耗过大的疾病,如移植手术、需要呼吸机治疗的疾病等分到 Pre－MDC 中,作为单独的一类,设定不同的 ADRG 和 DRGs 分组;将 AP－DRGs 中多发性创伤类疾病合并入 MDC21,将获得性免疫功能不全综合征归入 MDC18。

AR－DRGs 依据病例记录中的手术、操作、诊断等编码信息,按照程序顺序再进一步分组,即在统一 MDC 中,先根据是否实施手术操作,将实施手术操作的病例归为手术组的相应 ADRG;未实施手术操作但是接受了较复杂操作处置的病例,归为相应的其他 ADRG 组;无上述情况的,归为相应内科的 ADRG 组。

AR－DRGs 方案不再在一个 MDC 中把地区分外科组、内科组,而是按照上述顺序,将相应病例分到具有澳大利亚 DRGs 方案特色的所谓 ADRG 组。同一个 ADRG 由一个或者多个 DRG 组成,一个 ADRG 中的不同 DRG 一般具有相同的诊断或者手术代码列表,相互间只是在资源消耗强度方面有差异,因此,其 DRGs 分组是基于几方面因素进行的。这些因素包括疾病的严重程度、年龄、合并症(并发症或伴随并病)等级等。AR－DRGs 在编码上充分考虑了美国模式无法从编码上直观区分 DRG 是属于外科组,还是内科组的弊端,在推出方案之时就明确规定了既定的编码体系,预留了容纳新技术或调整 DRGs 所需的编码空间,即使在以后的调整、新增 DRGs 分组时,从编码上都可以明显地看出该 DRG 组属于外科、内科或其他科室。

AR－DRGs 编码采用 ADDS 编码格式,A 表示 DRG 所属的主要诊断类别(MDC),DD 显示相应 MDC 内的 ADRG 及其所属分类,S 显示的是同一 ADRG 内根据资源消耗强度的 DRG 分组。AR－DRGs 的分组软件依据的数据包括诊断、手术操作、性别、年龄、入院科室、住院天数、新生儿入院体重、精神健康法律状态以及是否当日出院等,相关的概念定义均来自澳大利亚国家健康数据词典。在此基础上,该分组软件按照以下顺序逐步将一个病例分配到相应的 DRG 组内:首先,对病例的人口学和临床特征进行判断;其次,依据主要诊断将病例分入相应的 MDC;然后,按照手术、操作及内科治疗顺序,将病例分入相应 ADRG 组;最后,在依据该病例所有诊断信息判断其合并症等级的基础上,按等级将病例分入相应 DRG 组。

三、北京市模式

如前所述,中国的学者自 20 世纪 80 年代末开始关注 DRGs,随后进行过大规模的研究。1988 年 8 月,北京市成立医院管理研究所,并联合北京地区 10 个大型医院开展了中国首个大规模的 DRGs 研究,探索建立"科学地评价医院投入/产出、合理控制医疗费用、推动医疗服务质量不断提高的有效方法"。当时的研究策略是从每份住院病历中摘录 140 个数据项,每个大医院提供 1 万份病历,共摘录 10 万份出院病历、1 400 多万个数据变量,参照美国 AP - DRGs 进行了 DRGs 分类方案的可行性研究,并在此基础上研究影响我国出院病例的住院时间和费用因素,并发表了一系列研究成果,为我国 DRGs 系统在技术上奠定了基础。

到 21 世纪,北京市启动了目的在于实现社会医疗保险 DRGs - PPS 付费机制的课题研究工作。北京市 DRGs - PPS 项目组细致研究了美国 AP - DRGs 和澳大利亚 AR - DRGs 的分组原理和方法,采用北京市 12 家大型医院 70 万份病历的首页信息,开展了对 DRGs 分组器的模拟和验证工作。2003 年,北京市卫生管理部门建立了出院病案首页报告采集制度;2004 年,北京市卫生局下设的北京市公共卫生信息中心建立了卫生信息统计平台,各医疗机构开始通过网络向卫生行政部门报送电子版病案首页信息;2006 年底,DRGs - PPS 项目组完成了北京地区病案首页相关信息的标准化工作,对病案首页相关变量进行了标准化定义,根据病例组合"最小数据集"的原则研究制订了病案首页辅页的数据项;与此同时,完成了《国际疾病分类(ICD - 10)临床版》和《国际手术操作分类(ICD - 9 - CM - 3)临床版》的开发,并通过了国家级专家论证;2007 年底,经过一系列的推广培训,北京市大部分医院已使用《国际疾病分类(ICD - 10)临床版》和《国际手术操作分类(ICD - 9 - CM - 3)临床版》进行日常编码工作,并完成了计算机系统的改造,病案首页数据标准化工作以及持续的数据质量监控很大程度上保证了 BJ - DRGs 的质量与水准。

2008 年底,DRGs - PPS 项目组提出了一个适合于中国医疗机构诊疗模式和北京本地病案信息环境的 DRGs 分组模型,并成功开发完成分组器,命名为 BJ‑DRGs。在随后的分组效能检测中,DRGs‑PPS 项目组把同样来自北京地区医疗机构的病案首页数据导入 BJ‑DRGs、AP‑DRGs 和 AR‑DRGs 3 个分组器,使用国际上通行的检测指标"变异系数"(CV)和"变异减低率"(RIV)比较 3 个分组器的分组效能。结果发现,BJ‑DRGs 在分组效能上与其他两个版本相似,而且当医疗费用作为目标变量时,分组效能还略有优势。

2008 年开始,BJ‑DRGs 被北京市卫生局陆续用于北京地区医院绩效评价、临床重点专科评价、城乡医院对口支援效果评价等工作,并向全国推广。2011 年,北京市人社局启动了付费试点工作,至此,北京市成为全国首个成功开发完整 DRGs 分组系统,大规模应用 DRGs 进行医疗绩效分析、系统应用 DRGs 进行付费制度改革的城市。

2013 年,北京市医院管理研究所正式成立 DRGs 评估小组,针对旧版 DRGs 分组方案中的疾病诊断术语、手术操作术语、疾病诊断相关分组规则进行新一轮评估工作,进一步提高了 DRGs 系统的临床接受度。历时一年,项目小组发布了目前国内最具权威性的临床术语集、ICD‑北京临床版以及 2014 版 BJ‑DRGs 系统。

四、上海申康模式

上海申康医院发展中心在澳大利亚模型的基础上,以上海市级医院医联平台为依托,获取病案首页的疾病诊断分类信息并实现了计算机数据采集和分析,根据国内临床实际情况调整和完善了疾病诊断分组模型,完成了疾病诊断系统的本土化,并建立了上海市级医院基于危重度的疾病诊断分组模型及分组器(以下简称申康模式)。

其实践的具体步骤如下:

(1) 首先对 AR‑DRG 的分组和相关方法进行翻译,参考 AR‑DRG 的理论方法和归组过程,建立市级医院疾病诊断分组体系的工作方案。

(2) 建立病案首页规范。DRG 的实施涉及诊断编码标准、手术操作编码标准、病案首页费用归类标准、病案首页其他项目填写标准等一系列标准的制定和完善,相关标准需要在上海市级医院统一。2013 年初,上线的新病案首页系统和统一的 ICD‑10 诊断编码、ICD‑9‑CM‑3 手术编码,为该项工作奠定了良好基础。

(3) 合并症和并发症处理。在方案考虑合并症和并发症因素对诊治难度的影响时,需要高质量的首页信息为基础,并需要进行大量数据统计分析,结合世界制定的 DRGs 合并症和并发症本土化分值。

申康模式的分组器研发流程步骤如下:①将 AR - DRGs 分组器名称翻译成中文,疾病名称翻译工作参照 ICD - 10 工具书中英文对照版;②将 AR - DRGs 所使用的 ICD - 10 与国家卫健委发布的 ICD - 10 进行对照,将不同代码提取出来;③信息技术人员开发分组器软件,实现 AR - DRGs 规则的信息化;④计算机自动按照 AR - DRGs 规则匹配疾病组,对于所有联合编码(带有加号)及上述暂时提取的编码手工匹配归组;⑤手术编码逐一手工匹配;⑥将合并症和并发症分值,统一维护在诊断标准编码库中;⑦按照上海市级医院手术分级标准,将手术四级分类维护在 DRGs 中,用于区分大手术和小手术;⑧维护同质性疾病,共 2 300 组;⑨开发 DRG 程序,基于上海市级医院 2013 年病案首页数据进行分组模拟;⑩分析分组结果,校正分组器。

该分组的核心思想在于将具有相似临床特征、资源好用程度相近的病例归为一类,建立疾病诊断分组模型。

第二节 DRG 分组器原理

中国自 20 世纪 80 年代末即出现了 DRG 相关的介绍,并开始了 DRG 的初步研究。1989—1994 年,北京市医院管理研究所牵头组织北京市 10 家大型综合医院,收集了近 10 万份病案首页数据进行 DRG 分组研究。该研究为实现 DRG 的中国本土化乃至构建中国特色的 DRG 积累了宝贵的经验。

一、分组原则

DRG 是 case-mix 的一种。不同的病例组合有不同的病例分类原则和逻辑,直接影响着病例组合和实现过程,继而影响其应用范围。对于 DRG 而言,病例类型划分的基本原则是:疾病不同;同类疾病,但治疗方式不同;同类疾病、同类治疗方式,但个体差异显著。

实际的 DRG 分组过程,需要借助计算机进行处理,因而要将上述过程"编码化"。不同类别的病例通常使用疾病诊断编码来区分,不同的治疗方式使用操作分类编码来区分,而个体特征则以病人的年龄、性别、出生体重等来表示。显然,疾病的诊断和相应的临床操作,成为 DRG 划分疾病的关键"轴心"。

疾病的诊断和治疗操作编码,临床上一般都使用"国际疾病分类系统"(ICD)。中国一般的公立医疗机构在诊断编码上使用 ICD-10 编码,而操作分类编码上使用 ICD-9 编码。由于诊断、操作及病例其他重要个体特征信息都可以从"病案首页"中获得,因此电子化的病案首页便成为 DRG 的基础数据源。

DRG 需要的信息点包括病情严重程度和复杂性、医疗需要及使用强度、医疗结果及资源消耗等多个维度的信息。考虑到信息的准确性和可获得性,DRG 各个维度的数据均来自各医院 60 天之内的危、急、重症住院病案首页。

二、分组逻辑

(一)基本的逻辑和过程

BJ-DRGs 的基本逻辑与国际上其他的 DRG 版本的逻辑相近。按照三步骤的分类策略,即:先将病例按照主要诊断进行分类,形成以解剖和生理系统为主要分类特征的 MDC;然后,综合考虑主要诊断和主要操作,将病例细分为 ADRGs;最后,综合考虑病例的其他个体特征、合并症和并发症,将 ADRGs 细分为 DRGs。ADRGs 是指主要诊断和(或)主要操作相同的病例,或从分类过程上看,只利用主要诊断和操作进行分类,而未考虑病例个体特征、合并症和并发症的病例类别。1 个 ADRGs 中包含 1 个或以上数量的 DRGs。

上述 3 个步骤的分类过程,都结合了临床专家的经验和统计分析工作,但不同步骤的方法有所侧重。前两个步骤,即 MDC 分类以及从 MDC 到 ADRGs 的过程,主要工作是请各个专业的临床专家根据其临床经验,根据"临床过程相似,资源消耗相近"的原则,对不同类型的疾病和操作进行分类。而最后一个步骤,即 ADRGs 到 DRGs 的过程,则主要是通过统计分析寻找分类节点,对病例类型进行细分的过程,同时辅以临床专家的评价。

经过上述过程,DRGs 包含 25 个 MDC、300 个 ADRGs 和 650 个 DRGs。

(二)分类节点判别的方法

在 DRGs 的分类过程中,从 ADRGs 的过程到 DRGs 的过程主要通过变异系数(coefficient of variation,CV)来寻求分类节点,变异系数的目标变量是住院医疗费用和住院时间。

考虑到医疗费用及住院时间多为偏态分布,在计算变异系数之前,对数据进行"裁剪",以去除特殊值,并调整数据的分布。

国际上把某一 DRGs 的目标变量组内变异系数是否小于 1 作为评判组内

一致性的标志。考虑到在 DRGs 计算变量系数时，对数据进行了裁剪，在实际的 DRGs 的分类评判时，采用了"变异系数小于 0.8"为标准。

具体评判过程：首先，对 ADRG 直接判别，如果 ADRG 变异系数小于 0.8，则 ADRGs 直接成为 DRGs；如果 ADRG 的变异系数 ≥ 0.8，则利用年龄、合并症和并发症进行分类判别，直至变异系数 < 0.8。如果所有的分类节点变量使用完，变异系数依然 ≥ 0.8，则由对应专科的临床医生做出细分与否的判断。

三、分组结果

DRG 的分组结果有两个内容：MDC 和 DRG。MDC 指主要诊断按解剖系统及其他大类目进行分类的结果；DRG 则是 MDC 之下更为详细的分类结果。

第三节　DRG 分组使用标准

一、ICD‐10 临床版诊断术语及分类

ICD‐10 国际疾病分类是 WHO 制定的国际统一的疾病分类方法，它依据疾病的病因、病理、临床表现和解剖位置等特性，将疾病分门别类，使其成为一个有序的组合，并用编码的方法来表示。ICD 分类系统包括疾病分类和手术操作分类。DRG 分组的基础就是病人的疾病诊断，是一种根据病人的主要诊断作为主变量进行病例成本效果核算的分类体系，若病人进行了手术或相关操作治疗，那么，手术或相关的操作治疗将成为影响医疗费用的主要因素。

（一）分类原则

ICD 分类依据疾病的 4 个主要特征，即病因、部位、病理及临床表现（包括症状体征、分期、分型、性别、年龄、急慢性发病时间等）。每一特性构成了一个分类标准，形成一个分类轴心，因此 ICD 是一个多轴心的分类系统。

ICD 分类的基础是对疾病的命名，没有名称就无法分类。但疾病又是根据其内在本质或外部表现来命名的，因此疾病的本质和表现正是分类的依据，分类与命名之间存在一种对应关系。当对一个特指的疾病名称赋予一个编码时，这个编码就是唯一的，同时特指疾病的本质和特征，以及它在分类里的上

下左右联系。

（二）编码形式

ICD 分类采用"字母数字编码"形式的 3 位代码、4 位代码或 6 位代码表示,但肿瘤的形态学编码除外,即采用字母数字编码的第一位为英文字母,后五位数为阿拉伯数字。

1. 前 3 位编码为 ICD－10 类目码

3 位类目码具有实际意义,可作为统计分类使用。

（1）疾病（包括症状、体征和其他不明确情况）的编码范围从 A00 到 R99。

（2）损伤和中毒性质的编码范围从 S00 到 T98。

（3）损伤和中毒外部原因的编码范围从 V01 到 Y98。

（4）影响健康状态和与保健机构接触的因素的编码范围从 Z00 到 Z99。

（5）用于特殊目的的编码从 U00 到 U99。

（6）肿瘤的形态学编码采用英文字母"M"加三位数字或四位数字表示,从 M800 到 M998。在四位数后加"/"和一位数字,表示肿瘤的性质:①/0 表示良性肿瘤;②/1 表示良性或恶性未肯定（交界恶性）;③/2 表示原位癌;④/3 表示原发部位的恶性肿瘤;⑤/6 表示继发部位的恶性肿瘤。

2. 前 4 位编码为 ICD－10 亚目码

4 位亚目码是 3 位码的亚分类,同样具有统计分类意义,例如:急性阑尾炎伴腹膜脓肿 K35.1。

3. 第 5～6 位数为扩展码。

（1）疾病扩展的规则:根据解剖部位、病因、临床表现、病理的分类轴心进行。

① 以解剖部位为轴心,按解剖系统的部位由上而下,先里后外,范围从大到小;器官及神经系统等,从上到下,从左向右,双在前单在后,从前到后,范围从大到小。

② 以临床表现、病因、病理为轴心,按拼音 A～Z 顺序排列。以下情况不按拼音 A～Z 顺序排列,按下面顺序排列。表示程度:急性、慢性、亚急性,Ⅰ、Ⅱ、Ⅲ;数字:1、2、3,一、二、三;希腊字母:按顺序。

（2）5 位代码为细目编码。ICD－10 细目码是选择性使用的编码,出现在第十三章（肌肉骨骼系统和结缔组织疾病）、第十九章（损伤、中毒和外因的某些其他后果）、第二十章（疾病和死亡的外因）中。为避免条目过多,本标准仅在第十九章中表示开放性或闭合性的细目编码使用。即第十九章的 5 位代码具有特定意义，其他章节 5 位代码没有特定意义。

（3）代码扩展的规则：医疗机构疾病分类编码应当到 6 位数，每一个编码代表一个具体的疾病，例如：原发性单侧髋关节病的分类编码为 M16.101。

4. 内码

凡第 5~6 位代码为"00"者，均为疾病的亚目名称或亚目修改名称。当医疗机构未能查到某一个具体的疾病名称时，可以放到相应的"00"编码中。换言之，"00"代码就是各个亚目标题的未特指情况或者特指情况但无"00"以外的编码。医院可以将"00"代码细分为"0A""0B"等（内码按照英文大写字母编码），供医院内部使用，因此称为内码。对外交换数据时要转换成"00"形式。

5. 尾码

专科医院等可以在 6 位代码之后自行扩展尾码，以满足医疗服务及院内管理需要。对外交换数据不应包括 6 位代码之后的医院扩展尾码。

（三）别名库

各地或医疗机构可建别名库，以指导临床医师及病案科编码，提高编码质量。

二、ICD‑9 手术操作分类

（一）DRG 引入 ICD‑9 手术操作分类

我国自 20 世纪 90 年代起引进美国版 ICD‑9‑CM‑3 在临床使用，并且持续更新，目前已经翻译至 2017 版。由于缺乏有效的维护机制，现行手术操作编码不能满足医学技术发展与临床实际需要，因此各省（区、市）、各医院在国家版 4 位码后根据自身需求增加了位数进行扩展。然而各医院扩展规则不统一、随意性较大，造成手术操作编码全国不统一，影响住院病案首页数据质量，导致 DRG 分组器不能识别或误读，从而影响分组准确性。

本着贴近临床，客观、准确地反映临床手术操作实际情况的原则，以北京、上海、广东三省市目前使用的 ICD‑9‑CM‑3 为蓝本，参考其他省市或医院使用的 ICD‑9‑CM‑3 字典库，经专家组匹配、研究讨论形成了国家 ICD‑9‑CM‑3 维护版（以下简称"维护版"）。在国家 ICD‑9‑CM‑3 维护版的制定过程中，专家们全面梳理了北上广三个版本的字典库，逐行比对条目编码、手术操作名称、备注，并依以下规则进行整合：

（1）三个版本编码与手术操作名称相同的，全部纳入维护版。

（2）三个版本编码相同，手术操作名称不同的，同一亚目（前 4 位码）各地增加的不同细目,逐项讨论,专家达成共识的条目纳入维护版。

(3) 手术操作名称相同,编码不同的,则将类目不准确的编码予以剔除,在使用中进行增加或维护。

(4) 对于一些可能产生歧义、未达成专家共识的条目,予以删除,在使用中进行增加或维护。

(5) 本版本使用 7 位编码,使用 6 位编码的单位需要首先在第 4 位以后增加一位"0",升级为 7 位码,然后用此代码与本版本字典库匹配。例如:上海版的项目 00.0101 头和颈部血管治疗性超声,截取前 4 位 00.01,增加一位"0",再补上原最后两位"01",升级为 00.01001。

(二) ICD - 9 - CM - 3 维护版在 DRG 中的应用

DRG 指依据住院病案首页的疾病诊断、合并症、并发症、治疗方式、疾病严重程度等信息,按临床过程相似、消耗资源同质的原则将病例分入若干组进行管理的体系。住院病案首页数据是 DRG 分组的主要数据来源和分组依据。

DRG 的分组路径为:先依据病案首页中的疾病主要诊断编码分到某一主要诊断分类(major diagnostic category,MDC);再按照病案首页中的手术操作编码分为相近的诊断相关分组(adjacent diagnosis related groups,ADRGs);最后,结合病案首页中的年龄、性别、有无合并症(其他疾病诊断编码)和并发症(其他疾病诊断编码),以及其严重程度等其他因素,按照临床过程一致性和医疗资源消耗相似性的原则,最终将所有病例分为几百个 DRGs。

住院病案首页中的手术操作编码(ICD - 9 - CM - 3)是直接用于 DRG 分组的核心信息,是区分 ADRGs 的重要依据。因此,主要手术操作的选择和编码对分组的准确性至关重要。

参考文献:

[1] 许岩,孙木,何萍,等.上海市医院疾病诊断分组模型及分组器的建立[J].中国卫生政策研究,2015,8(9):15-17.

第五章

DRG 信息系统对病案数据的要求

DRG 以出院病历为依据,综合考虑了疾病的严重程度和复杂性,是一种使病例能够较好地保持临床同质和资源同质的组合工具。病案首页信息现阶段作为疾病诊断相关分组的重要且唯一数据来源,其数据的完整性、准确性以及病历内涵的一致性、严谨性都决定着 DRG 相关应用的效果,以及真实反映疾病治疗的情况。在 DRG 广泛应用的大趋势下,病案首页数据质量至关重要。

第一节　新版病案首页的发布

为了进一步提高医疗机构的科学化、规范化、精细化、信息化管理水平,加强医疗质量管理与控制工作,完善病案管理,为 DRG 相关技术改革提供技术基础,原国家卫生部医政司修订了《住院病案首页》文书(2012 版)。国家卫生部希望以 DRG 为基础,利用能力、效率与安全等相关指标对医院进行绩效评价。

疾病诊断相关分组主要特点是以病例的诊断和(或)操作为病例组合的基础依据,综合考虑了病例的个体特征如年龄、性别、并发症和伴随症,将临床过程相近、费用消耗相似的病历分到同一组中,卫生管理部门通过数据分析系统,实现上级卫生管理部门对各级医疗机构日常监管与评价。

关于住院病案首页项目修订说明:

(1)"医院"名称修订为"医疗机构"名称,并增加"组织机构代码"项目。

(2)"医疗付款方式"修订为"医疗付费方式"。

(3)增加了"健康卡号""新生儿出生体重""新生儿入院体重"。增加了"现住址""电话"及"邮编",方便对病人随访及统计病人来源等信息。

（4）增加了"入院途径"。

（5）"病室"修订为"病房"。

（6）增加了门（急）诊诊断"疾病编码"。

（7）删除了"入院时情况""入院诊断""入院后确诊日期"。

（8）调整"出院诊断"表格，充分利用有限的版面，增加"其他诊断"的填写空间；删除了表格中"出院情况"栏目，修订为"入院病情"有关项目；"ICD‐10"修订为"疾病编码"。

（9）增加了损伤、中毒的"疾病编码"。

（10）删除了"医院感染名称"。

（11）增加了"病理诊断"的填写空间，增加了"疾病编码""病历号"项目。医疗机构可根据医疗实际，适当增加"肿瘤形态学编码"等项目。

（12）"药物过敏"增加了"有、无"选项。

（13）删除了"HBsAg""HCV‐Ab""HIV‐Ab"。

（14）将"尸检"修订为"死亡病人尸检"，并提前至第一页。

（15）将"血型""Rh"项目调整至第 1 页，并对填写内容进行修改。

（16）将"主（副主）任医师"修订为"主任（副主任）医师"，删除了"研究生实习医师"签名项。

（17）增加了"责任护士"项目，以适应责任制护理服务示范工程的需要。

（18）对与手术相关的项目进行了修订，并在顺序上进行了调整，"手术、操作"均修订为"手术及操作"；增加了"手术级别"项目；对"切口愈合等级"进行了调整。

（19）增加了"离院方式"有关项目。

（20）增加了"是否有出院 31 天内再住院计划"。

（21）增加了"颅脑损伤病人昏迷时间"统计项目。

（22）删除了"手术、治疗、检查、诊断为本院第 1 例""随诊""随诊期限""示教病历""输血反应""输血品种"等项目。

（23）对住院费用统计项目进行了调整，统一标准，便于统计分析。

为了进一步满足分组的数据需求，允许各省级卫生行政部门结合医院级别类别，在新版病案首页项目的基础上增加部分项目。以北京市为例，该地区病案首页中新增了包括以天为单位计量不足 1 周岁患儿的年龄、新生儿出生体重、新生儿入院体重、重症监护室的进出时间、呼吸机使用时间、颅脑损伤病人的昏迷时间和离院方式，并对每一个项目设定了详细的标准和定义。同时，为了更好地分析医疗资源的消耗情况,依据资源消耗会计方法,将医疗服务费用按照医疗、护理、临床医技、管理、药品和耗材等不同类别,结合各病例所涉及的直接成本(人力资源、药品和耗材)、间接成本(固定资产),对各项目和消耗的资源进行了分类调整。

表 5-1　住院病案首页

医疗机构_____(组织机构代码:□□□□□□□□-□)

医疗付费方式:□

住院病案首页

健康卡号:　　　　　　　　　　　　　第　次住院　病案号:

| 姓名___性别□　1. 男　2. 女　出生日期___年___月___日　年龄___国籍___ |
| (年龄不足1周岁的)年龄___月　新生儿出生体重___克　新生儿入院体重___克 |
| 出生地___省(区、市)___市___县　籍贯___省(区、市)___市　民族___ |
| 身份证号_____职业___婚姻□　1. 未婚　2. 已婚　3. 丧偶　4. 离婚　5. 其他 |
| 现住址___省(区、市)___市___县___电话_____邮编___ |
| 户口地址___省(区、市)___市___县___邮编___ |
| 工作单位及地址_____单位电话_____邮编___ |
| 联系人姓名___关系___地址_____电话___ |
| 入院途径□　1. 急诊　2. 门诊　3. 其他医疗机构转入名称___　4. 其他 |
| 入院时间___年___月___日___时___分　入院科别___病房___专科科别___ |
| 出院时间___年___月___日___时___分　出院科别___病房___实际住院___天 |
| 门(急)诊诊断_____疾病编码_____入院情况□　1. 危　2. 急　3. 一般 |
| 入院诊断_____疾病编码___ |
| 主要诊断确诊日期___年___月___日　住院期间是否告病危或病重□　1. 是　2. 否 |

出院诊断	疾病编码	入院病情	出院情况	出院诊断	疾病编码	入院病情	出院情况
主要诊断:				其他诊断:			
其他诊断:							
入院病情:1. 有　2. 临床未确定　3. 情况不明　4. 无				出院情况:1. 治愈　2. 好转　3. 未愈　4. 死亡　5. 其他			

（续表）

损伤、中毒的外部原因＿＿＿＿＿＿＿疾病编码

病理诊断：＿＿＿疾病编码＿＿＿病理号＿＿＿TNM 分期

药物过敏□　1. 无　2. 有,过敏药物＿＿＿＿　死亡病人尸检□　1. 是　2. 否

血型□　1. A　2. B　3. O　4. AB　5. 不详　6. 未查　Rh　□　1. 阴　2. 阳 3. 不详　4. 未查

随诊□　1. 是　2. 否　随诊期限＿＿＿周＿＿＿月＿＿＿年

科主任＿＿＿主任(副主任)医师＿＿＿主诊医师＿＿＿主治医师＿＿＿住院医师 责任护士＿＿＿进修医师＿＿＿实习医师＿＿＿编码员

病案质量□　1. 甲　2. 乙　3. 丙　质控医师＿＿＿质控护士＿＿＿质控日期＿＿＿年＿＿＿ 月＿＿＿日

Ⅰ类手术切口预防性应用抗菌药物□　1. 是　2. 否　使用持续时间：　小时　联合用 药□　1. 是　2. 否

手术及 操作编码	手术及 操作日期	手术 级别	手术及 操作名称	手术及操作医师			切口愈 合等级	麻醉 方式	麻醉 医师
				术者	Ⅰ助	Ⅱ助			

是否实施临床路径管理□　1. 是　2. 否　是否完成临床路径□　1. 是　2. 否,退出 原因

是否变异□　1. 是　2. 否,变异原因

离院方式□　1. 医嘱离院　2. 医嘱转院,拟接收医疗机构名称 3. 医嘱转社区卫生服务机构/乡镇卫生院,拟接收医疗机构名称

是否有出院 31 天内再住院计划□　1. 无　2. 有,目的

颅脑损伤病人昏迷时间：入院前　天　小时　分钟　入院后　天　小时　分钟

是否因同一病种再入院□　1. 是　2. 否　与上次出院日期间隔天数＿＿＿天

住院费用(元)：总费用＿＿＿＿＿＿＿(自付金额：＿＿＿其他支付＿＿＿)

（续表）

1. 综合医疗服务类：(1)一般医疗服务费：____ (2)一般治疗操作费：____ (3)护理费：____ (4)其他费用：

2. 诊断类：(5)病理诊断费：____ (6)实验室诊断费：
(7)影像学诊断费：____ (8)临床诊断项目费：

3. 治疗类：(9)非手术治疗项目费：____（临床物理治疗费：____）
(10)手术治疗费：____（麻醉费：____ 手术费：____）

4. 康复类：(11)康复费：

5. 中医类：(12)中医治疗费：

6. 西药类：(13)西药费：____（抗菌药物费用：____）

7. 中药类：(14)中成药费：____ (15)中草药费：

8. 血液和血液制品类：(16)血费：____ (17)白蛋白类制品费：____ (18)球蛋白类制品费：____ (19)凝血因子类制品费：____ (20)细胞因子类制品费：

9. 耗材类：(21)检查用一次性医用材料费：____ (22)治疗用一次性医用材料费：
(23)手术用一次性医用材料费：

10. 其他类：(24)其他费：

说明：(一)医疗付费方式：1.城镇职工基本医疗保险；2.城镇居民基本医疗保险；3.新型农村合作医疗；4.贫困救助；5.商业医疗保险；6.全公费；7.全自费；8其他社会保险；9.其他。

(二)凡可由医院信息系统提供住院费用清单的，住院病案首页中可不填写"住院费用"

(三)医疗保险支付方式 1.按项目 2.按病种 3.按疾病诊断相关组（DRGs）
4.其他

责任护士　进修医师　实习医师　编码员

病案质量□ 1.甲 2.乙 3.丙 质控医师____质控护士____质控日期____年____月____日

手术及操作编码	手术及操作日期	手术级别	手术及操作名称	手术及操作医师			切口愈合等级	麻醉方式	麻醉医师
				术者	Ⅰ助	Ⅱ助			
							/		
							/		
							/		
							/		
							/		
							/		
							/		

离院方式□ 1.医嘱离院 2.医嘱转院,拟接收医疗机构名称
3.医嘱转社区卫生服务机构/乡镇卫生院,拟接收医疗机构名称

是否有出院31天内再住院计划□ 1.无 2.有,目的

（续表）

颅脑损伤病人昏迷时间：入院前　天　小时　分钟　入院后　天　小时　分钟
住院费用(元)：总费用_____（自付金额：____其他支付____）
1. 综合医疗服务类：(1)一般医疗服务费：____　(2)一般治疗操作费：____　(3)护理费：____　(4)其他费用： 2. 诊断类：(5)病理诊断费：____　(6)实验室诊断费：____ (7)影像学诊断费：____　(8)临床诊断项目费：____ 3. 治疗类：(9)非手术治疗项目费：____（临床物理治疗费：____） (10)手术治疗费：____（麻醉费：____手术费：____） 4. 康复类：(11)康复费：____ 5. 中医类：(12)中医治疗费：____ 6. 西药类：(13)西药费：____（抗菌药物费用：____） 7. 中药类：(14)中成药费：____　(15)中草药费：____ 8. 血液和血液制品类：(16)血费：____　(17)白蛋白类制品费：____　(18)球蛋白类制品费：____　(19)凝血因子类制品费：____　(20)细胞因子类制品费：____ 9. 耗材类：(21)检查用一次性医用材料费：____　(22)治疗用一次性医用材料费：____ (23)手术用一次性医用材料费：____ 10. 其他类：(24)其他费：____

一、基本要求

（1）凡本次修订的病案首页与前一版病案首页相同的项目，未就项目填写内容进行说明的，仍按照《卫生部关于修订下发住院病案首页的通知》（卫医发〔2001〕286 号）执行。

（2）签名部分可由相应医师、护士、编码员手写签名或使用可靠的电子签名。

（3）凡栏目中有"□"的，应当在"□"内填写适当阿拉伯数字。栏目中没有可填写内容的，填写"-"。如：联系人没有电话，在电话处填写"-"。

（4）疾病编码：指病人所罹患疾病的标准编码。目前，按照全国统一的 ICD - 10 编码执行。

（5）病案首页背面中空白部分留给各省级卫生行政部门结合医院级别类别增加具体项目。

二、部分项目填写说明

（1）"医疗机构"：指病人住院诊疗所在的医疗机构名称，按照《医疗机构执业许可证》登记的机构名称填写。组织机构代码目前按照 WS218－2002 卫生机构(组织)分类与代码标准填写,代码由 8 位本体代码、连字符和 1 位检验码组成。

(2) 医疗付费方式分为:①城镇职工基本医疗保险;②城镇居民基本医疗保险;③新型农村合作医疗;④贫困救助;⑤商业医疗保险;⑥全公费;⑦全自费;⑧其他社会保险;⑨其他。应当根据病人付费方式在"□"内填写相应阿拉伯数字。其他社会保险指生育保险、工伤保险、农民工保险等。

(3) 健康卡号:在已统一发放"中华人民共和国居民健康卡"的地区填写健康卡号码,尚未发放"健康卡"的地区填写"就医卡号"等病人识别码或暂不填写。

(4) "第 N 次住院":指病人在本医疗机构住院诊治的次数。

(5) 病案号:指本医疗机构为病人住院病案设置的唯一性编码。原则上,同一病人在同一医疗机构多次住院应当使用同一病案号。

(6) 年龄:指病人的实足年龄,为病人出生后按照日历计算的历法年龄。年龄满 1 周岁的,以实足年龄的相应整数填写;年龄不足 1 周岁的,按照实足年龄的月龄填写,以分数形式表示:分数的整数部分代表实足月龄,分数部分分母为 30,分子为不足 1 个月的天数,如"$2\frac{15}{30}$月"代表患儿实足年龄为 2 个月又 15 天。

(7) 从出生到 28 天为新生儿期。出生日为第 0 天。产妇病历应当填写"新生儿出生体重";新生儿期住院的患儿应当填写"新生儿出生体重""新生儿入院体重"。新生儿出生体重指患儿出生后第一小时内第一次称得的重量,要求精确到 10 克;新生儿入院体重指患儿入院时称得的重量,要求精确到 10 克。

(8) 出生地:指病人出生时所在地点。

(9) 籍贯:指病人祖居地或原籍。

(10) 身份证号:除无身份证号或因其他特殊原因无法采集者外,住院病人入院时要如实填写 18 位身份证号。

(11) 职业:按照国家标准《个人基本信息分类与代码》(GB/T2261.4)要求填写,共 13 种职业:11——国家公务员,13——专业技术人员,17——职员,21——企业管理人员,24——工人,27——农民,31——学生,37——现役军人,51——自由职业者,54——个体经营者,70——无业人员。80——退(离)

休人员,90——其他。根据病人情况,填写职业名称,如:职员。

(12) 婚姻:指病人在住院时的婚姻状态。可分为:1——未婚;2——已婚;3——丧偶;4——离婚;9——其他。应当根据病人婚姻状态在"□"内填写相应阿拉伯数字。

(13) 现住址:指病人来院前近期的常住地址。

(14) 户口地址:指病人户籍登记所在地址,按户口所在地填写。

(15) 工作单位及地址:指病人在就诊前的工作单位及地址。

(16) 联系人"关系":指联系人与病人之间的关系,参照《家庭关系代码》国家标准(GB/T4761)填写:1——配偶,2——子,3——女,4——孙子、孙女或外孙子、外孙女,5——父母,6——祖父母或外祖父母,7——兄、弟、姐、妹,8/9——其他。根据联系人与病人实际关系情况填写,如孙子。对于非家庭关系人员,统一使用"其他",并可附加说明,如同事。

(17) 入院途径:指病人收治入院治疗的来源,经由本院急诊、门诊诊疗后入院,或经由其他医疗机构诊治后转诊入院,或其他途径入院。

(18) 转科科别:如果超过一次以上的转科,用"→"转接表示。

(19) 实际住院天数:入院日与出院日只计算一天,例如:2011 年 6 月 12 日入院,2011 年 6 月 15 日出院,计住院天数为 3 天。

(20) 门(急)诊诊断:指病人在住院前,由门(急)诊接诊医师在住院证上填写的门(急)诊诊断。

(21) 出院诊断:指病人出院时,临床医师根据病人所做的各项检查、治疗、转归以及门急诊诊断、手术情况、病理诊断等综合分析得出的最终诊断。

① 主要诊断:指病人出院过程中对身体健康危害最大、花费医疗资源最多、住院时间最长的疾病诊断。外科的主要诊断指病人住院接受手术进行治疗的疾病;产科的主要诊断指产科的主要并发症或伴随疾病。

② 其他诊断:除主要诊断及医院感染名称(诊断)外的其他诊断,包括并发症和合并症。

(22) 入院病情:指对病人入院时病情评估情况。将"出院诊断"与入院病情进行比较,按照"出院诊断"在病人入院时是否已具有,分为:1——有;2——临床未确定;3——情况不明;4——无。根据病人具体情况,在每一出院诊断后填写相应的阿拉伯数字。

① 有:对应本出院诊断在入院时就已明确。例如,病人因"乳腺癌"入院治疗,入院前已经钼靶、针吸细胞学检查明确诊断为"乳腺癌",术后经病理亦

诊断为乳腺癌。

② 临床未确定：对应本出院诊断在入院时临床未确定,或入院时该诊断为可疑诊断。例如：病人因"乳腺恶性肿瘤不除外""乳腺癌?"或"乳腺肿物"入院治疗,因缺少病理结果,肿物性质未确定,出院时有病理诊断明确为乳腺癌或乳腺纤维瘤。

③ 情况不明：对应本出院诊断在入院时情况不明。例如,乙型病毒性肝炎的窗口期、社区获得性肺炎的潜伏期,因病人入院时处于窗口期或潜伏期,故入院时未能考虑此诊断或主观上未能明确此诊断。

④ 无：在住院期间新发生的,入院时明确无对应本出院诊断的诊断条目。例如,病人出现围术期心肌梗死。

(23) 损伤、中毒的外部原因：指造成损伤的外部原因及引起中毒的物质,如意外触电、房屋着火、公路上汽车翻车、误服农药。不可以笼统填写车祸、外伤等。应当填写损伤、中毒的标准编码。

(24) 病理诊断：指各种活检、细胞学检查及尸检的诊断,包括术中冰冻的病理结果。病理号：填写病理标本编号。

(25) 药物过敏：指病人在本次住院治疗以及既往就诊过程中,明确的药物过敏史,并填写引发过敏反应的具体药物,如青霉素。

(26) 死亡病人尸检：指对死亡病人的机体进行剖验,以明确死亡原因。非死亡病人应当在"□"内填写"-"。

(27) 血型：指在本次住院期间进行血型检查明确,或既往病历资料能够明确的病人血型。根据病人实际情况填写相应的阿拉伯数字：1——A;2——B;3——O;4——AB;5——不详;6——未查。如果病人无既往血型资料,本次住院也未进行血型检查,则按照"6——未查"填写。"Rh"根据病人血型检查结果填写。

(28) 签名。

① 医师签名要能体现三级医师负责制。三级医师指住院医师、主治医师和具有副主任医师以上专业技术职务任职资格的医师。在三级医院中,病案首页中"科主任"栏签名可以由病区负责医师代签,其他级别的医院必须由科主任亲自签名,如有特殊情况,可以指定主管病区的负责医师代签。

② 责任护士：指在已开展责任制护理的科室,负责本病人整体护理的责任护士。

③ 编码员：指负责病案编目的分类人员。

④ 质控医师：指对病案终末质量进行检查的医师。

⑤ 质控护士：指对病案终末质量进行检查的护士。

⑥ 质控日期：由质控医师填写。

（29）手术及操作编码：目前按照全国统一的ICD-9-CM-3编码执行。表格中第一行应当填写本次住院的主要手术和操作编码。

（30）手术级别：指按照《医疗技术临床应用管理办法》（卫医政发〔2009〕18号）要求，建立手术分级管理制度。根据风险性和难易程度不同，手术分为四级，填写相应手术级别对应的阿拉伯数字：

① 一级手术（代码为1）：指风险较低、过程简单、技术难度低的普通手术。

② 二级手术（代码为2）：指有一定风险、过程复杂程度一般、有一定技术难度的手术。

③ 三级手术（代码为3）：指风险较高、过程较复杂、难度较大的手术。

④ 四级手术（代码为4）：指风险高、过程复杂、难度大的重大手术。

（31）手术及操作名称：指手术及非手术操作（包括诊断及治疗性操作，如介入操作）名称。表格中第一行应当填写本次住院的主要手术和操作名称。

（32）切口愈合等级，按以下要求填写：

切口分组	切口等级/愈合类别	内　　涵
0类切口		有手术，但体表无切口或腔镜手术切口
Ⅰ类切口	Ⅰ/甲	无菌切口/切口愈合良好
	Ⅰ/乙	无菌切口/切口愈合欠佳
	Ⅰ/丙	无菌切口/切口化脓
	Ⅰ/其他	无菌切口/出院时切口愈合情况不确定
Ⅱ类切口	Ⅱ/甲	沾染切口/切口愈合良好
	Ⅱ/乙	沾染切口/切口愈合欠佳
	Ⅱ/丙	沾染切口/切口化脓
	Ⅱ/其他	沾染切口/出院时切口愈合情况不确定
Ⅲ类切口	Ⅲ/甲	感染切口/切口愈合良好
	Ⅲ/乙	感染切口/切口欠佳
	Ⅲ/丙	感染切口/切口化脓
	Ⅲ/其他	感染切口/出院时切口愈合情况不确定

① 类切口：指经人体自然腔道进行的手术以及经皮腔镜手术，如经胃腹腔镜手术、经脐单孔腹腔镜手术等。

② 愈合等级"其他"：指出院时切口未达到拆线时间，切口未拆线或无须拆线，愈合情况尚未明确的状态。

（33）麻醉方式：指为病人进行手术、操作时使用的麻醉方法，如全麻、局麻、硬膜外麻等。

（34）离院方式：指病人本次住院出院的方式，填写相应的阿拉伯数字。主要包括：

① 医嘱离院（代码为1）：指病人本次治疗结束后，按照医嘱要求出院，回到住地进一步康复等情况。

② 医嘱转院（代码为2）：指医疗机构根据诊疗需要，将病人转往相应医疗机构进一步诊治，用于统计"双向转诊"开展情况。如果接收病人的医疗机构明确，需要填写转入医疗机构的名称。

③ 医嘱转社区卫生服务机构/乡镇卫生院（代码为3）：指医疗机构根据病人诊疗情况，将病人转往相应社区卫生服务机构进一步诊疗、康复，用于统计"双向转诊"开展情况。如果接收病人的社区卫生服务机构明确，需要填写社区卫生服务机构/乡镇卫生院名称。

④ 非医嘱离院（代码为4）：指病人未按照医嘱要求而自动离院，如病人疾病需要住院治疗，但病人出于个人原因要求出院，此种出院并非由医务人员根据病人病情决定，属于非医嘱离院。

⑤ 死亡（代码为5）：指病人在住院期间死亡。

⑥ 其他（代码为9）：指除上述5种出院去向之外的其他情况。

（35）是否有出院31天内再住院计划：指病人本次住院出院后31天内是否有诊疗需要的再住院安排。如果有再住院计划，则需要填写目的，如进行二次手术。

（36）颅脑损伤病人昏迷时间：指颅脑损伤的病人昏迷的时间合计，按照入院前、入院后分别统计，间断昏迷的填写各段昏迷时间的总和。只有颅脑损伤的病人需要填写昏迷时间。

（37）住院费用：总费用指病人住院期间发生的与诊疗有关的所有费用之和，凡可由医院信息系统提供住院费用清单的，住院病案首页中可不填写。已实现城镇职工、城镇居民基本医疗保险或新农合即时结报的地区，应当填写"自付金额"。

（38）住院费用共包括以下10个费用类型。

① 综合医疗服务类：各科室共同使用的医疗服务项目发生的费用。

a）一般医疗服务费：包括诊查费、床位费、会诊费、营养咨询等费用。

b）一般治疗操作费：包括注射、清创、换药、导尿、吸氧、抢救、重症监护等费用。

c）护理费：病人住院期间等级护理费用及专项护理费用。

d）其他费用：病房取暖费、病房空调费、救护车使用费、尸体料理费等。

② 诊断类：用于诊断的医疗服务项目发生的费用。

a）病理诊断费：病人住院期间进行病理学有关检查项目费用。

b）实验室诊断费：病人住院期间进行各项实验室检验费用。

c）影像学诊断费：病人住院期间进行胸部X线检查、造影、CT、磁共振成像检查、B超检查、核素扫描、正电子发射体层摄影（PET）等影像学检查费用。

d）临床诊断项目费：临床科室开展的其他用于诊断的各种检查项目费用。包括有关内镜检查、肛门指诊、视力检测等项目费用。

③ 治疗类：分为非手术治疗费和手术治疗费，但不包括药物及其他费用。

a）非手术治疗项目费：临床利用无创手段进行治疗的项目产生的费用。包括高压氧舱、血液净化、精神治疗、临床物理治疗等。临床物理治疗指临床利用光、电、热等外界物理因素进行治疗的项目产生的费用，如放射治疗、放射性核素治疗、聚焦超声治疗等项目产生的费用。

b）手术治疗费：临床利用有创手段进行治疗的项目产生的费用。包括麻醉费及各种介入、孕产、手术治疗等费用。

④ 康复类：对病人进行康复治疗产生的费用，包括康复评定和治疗。

⑤ 中医类：利用中医学手段进行治疗产生的费用。

⑥ 西药类：包括有机化学药品、无机化学药品和生物制品费用。

a）西药费：病人住院期间使用西药所产生的费用。

b）抗菌药物费用：病人住院期间使用抗菌药物所产生的费用，包含于"西药费"中。

⑦ 中药类：包括中成药和中草药费用。

a）中成药费：病人住院期间使用中成药所产生的费用。中成药是以中草药为原料，经制剂加工制成各种不同剂型的中药制品。

b）中草药费：病人住院期间使用中草药所产生的费用。中草药主要由植物药（根、茎、叶、果）、动物药（内脏、毛皮、骨骼、器官等）和矿物药组成。

⑧ 血液和血液制品类。

a) 血费：病人住院期间使用临床用血所产生的费用，包括输注全血、红细胞、血小板、白细胞、血浆的费用。医疗机构对病人临床用血的收费包括血站供应价格、配血费和储血费。

b) 白蛋白类制品费：病人住院期间使用白蛋白的费用。

c) 球蛋白类制品费：病人住院期间使用球蛋白的费用。

d) 凝血因子类制品费：病人住院期间使用凝血因子的费用。

e) 细胞因子类制品费：病人住院期间使用细胞因子的费用。

⑨ 耗材类：当地卫生、物价管理部门允许单独收费的耗材。按照医疗服务项目所属类别对一次性医用耗材进行分类。"诊断类"操作项目中使用的耗材均归入"检查用一次性医用材料费"；除"手术治疗"外的其他治疗和康复项目(包括"非手术治疗""临床物理治疗""康复""中医学治疗")中使用的耗材均列入"治疗用一次性医用材料费"；"手术治疗"操作项目中使用的耗材均归入"手术用一次性医用材料费"。

a) 检查用一次性医用材料费：病人住院期间检查检验所使用的一次性医用材料费用。

b) 治疗用一次性医用材料费：病人住院期间治疗所使用的一次性医用材料费用。

c) 手术用一次性医用材料费：病人住院期间进行手术、介入操作时所使用的一次性医用材料费用。

⑩ 其他类：病人住院期间未能归入以上各类的费用总和。

第二节 主要诊断的数据定义

DRG 信息系统关于主要诊断的相关数据包括以下几个方面。

1. 主要诊断的定义

主要诊断指经研究确定的导致病人本次住院就医的主要疾病(或健康状况)。病人一次住院只能有一个主要诊断。主要诊断一般应该是消耗医疗资源最多、对病人健康危害最大、影响住院时间最长的疾病诊断。疾病主要诊断的确定和选择是 DRG 应用中最基础的一环，诊断是起点，它直接影响 DRG 应用后续所有环节。该诊断可以包括疾病、损伤、中毒、体征、症状、异常发现，或者其他影响健康状态的因素。例如,发热、头痛、蛋白尿等。一般情况下,有手术治疗的病人的主要诊断要与主要手术治疗的疾病相一致。例如,胆囊切除术—胆囊结石伴慢性胆囊炎;单侧甲状腺部分切除术—甲状腺腺瘤。

2. 急症手术术后出现的并发症

若急症手术术后出现并发症,应视具体情况正确选择主要诊断(消耗更大、更严重的允许作为主诊断),例如,急性化脓性阑尾炎,若阑尾切除术后发生急性前壁心肌梗死,进行经皮冠状动脉介入治疗(PCI)治疗,出院时应考虑急性前壁心肌梗死作为主要诊断。

3. 择期手术后出现的并发症

若择期手术后出现并发症,应作为其他诊断填写,而不应作为主要诊断(不允许变更主诊断)。例如,胆囊结石伴慢性胆囊炎,若行腹腔镜下胆囊切除术后,发生急性前壁心肌梗死,进行 PCI 治疗,出院时必须用胆囊结石伴慢性胆囊炎作为主要诊断。

4. 择期手术前出现的并发症

若择期手术前出现并发症,在对并发症进行治疗的情况下,即使是在本次住院中也完成了择期手术,应视具体情况正确选择主要诊断(消耗更大、更严重的允许作为主诊断)。例如,胆囊结石伴慢性胆囊炎,准备行腹腔镜下胆囊切除术,术前发生急性前壁心肌梗死,进行 PCI 治疗,出院时考虑急性前壁心肌梗死作为主要诊断。

5. 发生意外情况(非并发症)

如果发生意外情况(非并发症),即使原计划未执行,仍应选择造成病人入院的疾病诊断作为主要诊断,并将病人原计划未执行的原因写入其他诊断。例如:胆囊结石伴慢性胆囊炎,病人家属决定暂不接受手术。出院时仍应考虑将胆囊结石伴慢性胆囊炎作为主要诊断,另在其他诊断写明因病人家属决定而未进行操作。若医师首页未填写,编码员应翻阅病历查找未做手术的原因,并编码 Z53。

6. 症状、体征和不确定情况有相关的明确诊断

当症状、体征和不确定情况有相关的明确诊断时,ICD-10 临床版第 18 章中的症状、体征和不确定情况不能用作主要诊断。例如,若病人的蛋白尿是由慢性膜性肾小球炎导致,应将慢性膜性肾小球炎作为主要诊断。

7. 两个以上相关联情况符合定义

除非医师有其他特殊说明,当两个或两个以上相互关联的情况(例如,疾

病在同一个 ICD-10 临床版或明显与某一个疾病有联系)都可能符合定义时,每一个都可能作为主要诊断。例如,先天性二尖瓣裂、先天性主动脉瓣脱垂同在 Q23 主动脉瓣和二尖瓣先天畸形中。

少数情况下,通过住院诊断、病情检查和(或)提供的治疗,确定的两个或两个以上诊断同样符合主要诊断标准,其他的编码指南无法提供参考时,任何一个均可能作为主要诊断。

8. 存在对比的疾病诊断

极少数情况下,会有两个或两个以上对比的疾病诊断,如"不是……,就是……"(或类似名称),如果诊断都可能,应根据住院时情况具体分析填写更主要的诊断;如果未进一步查明哪个是更主要的,每一个诊断均可作为主要诊断。

当有对比诊断后的临床症状时,优先选择临床症状作为主要诊断。对比的诊断作为其他诊断编码。例如,病人的临床诊断为:结肠憩室炎? 溃疡性结肠炎? 缺铁性贫血? 应将缺铁性贫血作为主要诊断,结肠憩室炎与溃疡性结肠炎作为其他诊断。

9. 并发症

当住院是为了治疗手术和其他治疗的并发症时,应把该并发症作为主要诊断。

10. 不确定诊断

如果出院时诊断仍为"可疑"的不确定诊断,则按照确定的诊断编码(这是基于病情的诊断性检查、进一步病情检查或观察的安排,最初的治疗方法都与疑似诊断的诊治极为相似)。例如:病人以可疑急性胆囊炎入院,并依照急性胆囊炎给予相应检查、检验和治疗,则出院时按照急性胆囊炎编码。

11. 从留观室入院

(1) 留观后入院:当病人因为某个医疗问题被留观,并随即收住同一医院,主要诊断为导致病人来院留观的医疗问题。例如,病人因上消化道出血、食管静脉曲张急诊留观后入院,主诊断应选择食管静脉曲张破裂出血。

(2) 从术后观察室入院:当病人门诊术后,在观察室监测某种情况(或并发症)继而入住同一医院,应根据主要诊断定义填写主要诊断。例如,病人行拔牙术后进入观察室监测心脏情况,若因出现可疑心肌梗死入院,则使用明确发生的情况作为主诊断,即心肌梗死。

12. 门诊手术后入院

当病人在门诊手术室接受手术,并且继而入住同一医院作为住院病人时,要遵从下列原则选择主要诊断。

(1) 如果因并发症入院,则并发症为主要诊断。例如,病人在门诊接受锁骨上淋巴结活组织检查后发生出血入院,则将出血作为主要诊断。

(2) 如果无并发症或其他问题,门诊手术的原因为主要诊断。例如,病人在门诊接受锁骨上淋巴结活组织检查发现有肿瘤后入院,主要诊断应为颈部淋巴结继发恶性肿瘤。

(3) 如果住院的原因是与门诊手术无关的另外原因,这个另外原因为主要诊断。例如,病人在门诊行白内障摘除术后因胆囊炎住院,则主要诊断为胆囊结石伴慢性胆囊炎。

13. 多部位烧伤

若病人存在多部位烧伤,则以烧伤程度最严重部位的诊断为主要诊断。例如,病人头部和颈部Ⅲ度烧伤,胸壁Ⅱ度烧伤,上肢Ⅰ度烧伤,则应以头部和颈部Ⅲ度烧伤为主诊断。

14. 多部位损伤

若病人存在多部位损伤,则应以明确的最严重损伤或主要治疗的疾病诊断作为主要诊断。例如,病人车祸后发生前臂骨折、小肠破裂、脾破裂入院,则主要诊断应为脾破裂,其他诊断为小肠破裂和前臂骨折。

15. 中毒

若病人因中毒住院,则应以中毒诊断为主要诊断,临床表现为其他诊断。如果有药物滥用或药物依赖的诊断,应写入其他诊断。例如,病人因可卡因过量引起昏迷入院,主要诊断为可卡因中毒,其他诊断为昏迷、可卡因依赖综合征。

16. *产科的主要诊断*

产科的主要诊断是指产科的主要并发症或伴随疾病。例如,某产妇临床诊断为宫内孕 39 周 G1P1 手术产 LOA(剖宫产)、前置胎盘、失血性休克、DIC,则病案首页主要诊断应填写前置胎盘伴出血;其他诊断为失血性休克、弥散性血管内凝血、宫内孕 G1P1 手术产 LOA(剖宫产)。

17. *肿瘤*

(1) 当治疗是针对恶性肿瘤时,恶性肿瘤才有可能成为主要诊断。

(2) 若病人本次住院是为了对恶性肿瘤进行放疗或化疗或免疫治疗时,

恶性肿瘤放疗或化疗或免疫治疗为主要诊断,恶性肿瘤作为其他诊断。

(3)当对恶性肿瘤进行外科手术切除(包括原发部位或继发部位),并做术前和(或)术后放疗或化疗时,以恶性肿瘤为主要诊断。

(4)即使病人做了放疗或化疗,但是住院的目的是为了确定肿瘤范围、恶性程度,或是为了进行某些操作(如穿刺活检等),主要诊断仍选择原发(或继发)部位的恶性肿瘤。

(5)当治疗是针对继发部位的恶性肿瘤时,以继发部位的恶性肿瘤为主要诊断。如果原发部位的恶性肿瘤仍然存在,则以原发部位的恶性肿瘤作为其他诊断;如果原发部位的恶性肿瘤在先前已被切除或根除,恶性肿瘤个人史作为其他诊断,用来指明恶性肿瘤的原发部位。

(6)当只是针对恶性肿瘤和(或)为治疗恶性肿瘤所造成的并发症进行治疗时,该并发症即为主要诊断,恶性肿瘤作为其他诊断首选(如果同时有多个恶性肿瘤,按照肿瘤恶性程度的高低顺序书写)

(7)肿瘤病人住院死亡时,应根据上述要求,视本次住院的具体情况正确选择主要诊断。

第三节 其他诊断的数据定义

一、其他诊断定义

住院时并存的、后来发生的或是影响所接受的治疗和(或)住院时间的情况,其他诊断包括并发症和伴随症。

(1)并发症:指与主要疾病存在因果关系,由主要疾病直接引起的病证。

(2)伴随症:指与主要疾病和并发症非直接相关的另外一种疾病,但对本次治疗过程有一定影响。

二、其他诊断填写原则

(1)填写其他诊断时,应先填写并发症,再填写伴随症。

(2)病人既往发生的病症及治疗情况,对本次入院主要疾病和并发症的诊断、治疗及预后有影响的(临床评估、治疗处理、诊断性操作、增加护理量和/或监测),应视为伴随症填写在病案首页其他诊断栏目内。

示例1：未进行特殊治疗的慢性病（如慢性阻塞性肺疾病），虽然未做特殊治疗，但其需要评估和监测，故应列为其他诊断。

示例2：除非编码有特殊要求，通常一种疾病不同的病情状况，无须作为其他诊断填报。如某病人因急性胃肠炎入院，恶心、呕吐是其常见的临床表现，无须填报。

示例3：不是同一种疾病的病情情况，需作为其他诊断填报。如一名5岁男孩因急性肺炎、发热入院，入院后出现惊厥，应将惊厥（非肺炎后常规表现）作为其他诊断填报，而发热（肺炎常见临床表现）则无须填报。

（3）如既往史或家族史对本次治疗有影响，ICD - 10 编码 Z80 - Z87 对应的病史可以作为其他诊断。

（4）由于在 2011 版住院病案首页项目修订说明中删除了"医院感染名称"。因此，一般应该把"医院感染名称"写在其他诊断。

（5）除非有明确临床意义，异常所见（实验室、X 线检查、病理或其他诊断结果）应填写在其他诊断，但无须编码上报。如果针对该临床所见异常又做了其他检查评估或常规处理，则该异常所见在写入其他诊断的同时要求编码上报。

（6）若出院时诊断仍为"可疑"的不确定诊断，则按照确定的诊断编码。

（7）要求将本次住院的全部其他诊断（包括疾病、症状、体征等）填全。

第四节　主要手术和操作

一、定义

主要手术和操作一般是指病人本次住院期间，针对临床医师为病人作出主要诊断的病症，所施行的手术或操作（手术及操作名称一般由部位、术式、入路、疾病性质等要素构成）。

二、操作分类

在 ICD - 9 临床版中，按照操作的目的，将操作分为诊断性操作和治疗性操作。

（1）诊断性操作：以为明确疾病诊断为目的的检查操作。

（2）治疗性操作：以治疗疾病为目的的非手术学操作。

填写手术及操作时应包括诊断性操作和治疗性操作。

三、主要手术及操作的选择原则

主要手术及操作的选择一般要与主诊断相对应，即选择的主要手术或操作是针对主要诊断的病症而施行的。

一次住院中多次手术、多次操作的情况下，主要手术或主要操作一般是风险最大、难度最大、花费最多的手术或操作。

四、病案首页手术及操作的填写要求

（1）填写手术和操作时，优先填写主要手术(操作)。

（2）住院期间多次手术及操作的选择原则：在遵循主要手术及操作选择原则的前提下，手术及操作填写顺序为首先选择与主要诊断相对应的主要手术或操作，其他手术操作按照手术优先的原则，依日期顺序逐一填写。

（3）对于仅有操作的选择原则：病人在住院期间进行多个操作，填写的顺序是治疗性操作优先，首先填写主要诊断相对应的治疗性操作(特别是有创的治疗性操作)，然后依日期顺序逐一填写其他的治疗性操作。之后，依日期顺序逐一填写诊断性操作，如果仅有诊断性操作，尽量选择重要的诊断性操作(特别是有创的诊断性操作)优先填写。

（4）填报范围是(除胸部 X 线检查及心电图检查外)ICD - 9 临床版中有正式名称的手术和操作。

第五节　医疗资源消耗情况

一、重症监护病房名称及进入、退出时间

（一）重症监护病房定义

病人住院期间入住的重症监护室。重症监护室即医院里一类特定的病房，配备专门的人员和设备用于观察、照顾和治疗现有或潜在危及生命的疾病、损伤或并发症但具有康复可能性的病人。重症监护室提供维持生命机能的专业技术及特殊设备，同时由医生、护士和其他受过训练或有处理此类问题

经验的人员提供服务。

重症监护室的分类名称有：

（1）CCU——心脏监护室。

（2）RICU——呼吸科重症监护室。

（3）SICU——外科重症监护室。

（4）NICU——新生儿重症病房。

（5）PICU——儿科重症监护病房。

（6）其他——未列入上述名称的监护室

按照上述规范的重症监护室中文名称填写在"重症监护室名称"一栏；病人住院期间多次进出同一监护室或不同监护室治疗者，应分别填写。

（二）进入、退出时间定义

病人进入重症监护病房的具体日期和时间。具体时间要求精确到分钟；病人住院期间多次进出同一监护室或不同监护病房治疗者，应分别填写。

二、呼吸机使用时间

呼吸机使用时间定义：病人本次住院期间使用呼吸机的时间，如多次反复使用，应将时间累加后填入。呼吸机使用时间单位为"小时"。

时间不满 1 小时，按 1 小时计算。计算呼吸机使用时间时，不应包括麻醉中呼吸机使用时间和无创呼吸机使用时间。

三、颅脑损伤病人的昏迷时间

颅脑损伤病人昏迷时间的定义：指颅脑损伤的病人昏迷的时间合计，按照入院前、入院后分别统计，间断昏迷的填写各段昏迷时间的总和。只有颅脑损伤的病人需要填写昏迷时间。

第六节　疾病转归情况

出院情况分为五类：治愈，好转，未愈，死亡和其他。根据病人具体情况，在每一出院诊断后填写相应的阿拉伯数字。

（1）治愈：指疾病经治疗后，疾病症状消失，功能完全恢复。

（2）好转：指疾病经治疗后，疾病症状减轻，功能有所恢复。

（3）未愈：指疾病经治疗后未见好转（无变化）或恶化。

（4）死亡：包括未办理住院手续而实际上已收容入院的死亡者。

（5）其他：包括入院后未进行治疗的自动出院、转院以及其因其他原因（产妇、健康体检等）而离院的病人及健康人。

第七节　医疗费用情况

住院总费用：指病人住院期间发生的与诊疗有关的所有费用之和。共包括以下 10 个费用类型：综合医疗服务类、诊断类、治疗类、康复类、中医类、西药类、中药类、血液和血制品类、耗材类、其他类。

一、综合医疗服务类

综合医疗服务类费用指各科室共同使用的医疗服务项目发生的费用。

（1）一般医疗服务费：包括诊查费、床位费、会诊费、营养咨询等费用。

（2）一般治疗操作费：包括注射、清创、换药、导尿、吸氧、抢救、重症监护等费用。

（3）护理费：病人住院期间等级护理费用及专项护理费用。

（4）其他费用：病房取暖费、病房空调费、救护车使用费、尸体料理费等。

二、诊断类

诊断类费用指用于诊断的医疗服务项目发生的费用。

（1）病理诊断费：病人住院期间进行病理学有关检查项目费用。

（2）实验室诊断费：病人住院期间进行各项实验室检验费用。

（3）影像学诊断费：病人住院期间进行胸部 X 线检查、造影、CT、磁共振成像检查、B 超检查、核素扫描、PET 等影像学检查费用。

（4）临床诊断项目费：临床科室开展的其他用于诊断的各种检查项目费用。包括有关内镜检查、肛门指诊、视力检测等项目费用。

三、治疗类

（1）非手术治疗项目费：临床利用无创手段进行治疗的项目产生的费用。包括高压氧舱、血液净化、精神治疗、临床物理治疗（临床利用光、电、热等外界物理因素进行治疗的项目产生的费用。如放射治疗、放射性核素治疗、聚焦超声治疗等项目)产生的费用。

（2）手术治疗费：临床利用有创手段进行治疗的项目产生的费用。包括麻醉费及各种介入、孕产、手术治疗等费用。

四、康复类

康复费指对病人进行康复治疗产生的费用。包括康复评定和治疗。

五、中医类

中医类费用指利用中医学手段进行治疗产生的费用。

六、西药类

西药类费用包括有机化学药品、无机化学药品和生物制品费用。

西药费：病人住院期间使用西药所产生的费用。

抗菌药物费用：病人住院期间使用抗菌药物所产生的费用，包含于"西药费"中。

七、中药类

中药类费用包括中成药和中草药费用。

中成药费：病人住院期间使用中成药所产生的费用。中成药是以中草药为原料，经制剂加工制成各种不同剂型的中药制品。

中草药费：病人住院期间使用中草药所产生的费用。中草药主要由植物药(根、茎、叶、果)、动物药(内脏、皮、骨、器官等)和矿物药组成。

八、血液和血液制品类

血费：病人住院期间使用临床用血所产生的费用，包括输注全血、红细胞、血小板、白细胞、血浆的费用。医疗机构对病人临床用血的收费包括血站供应价格、配血费和储血费。

白蛋白类制品费：病人住院期间使用白蛋白的费用。

球蛋白类制品费：病人住院期间使用球蛋白的费用。

凝血因子类制品费：病人住院期间使用凝血因子的费用。

细胞因子类制品费：病人住院期间使用细胞因子的费用。

九、耗材类

当地卫生、物价管理部门允许单独收费的耗材。按照医疗服务项目所属类别对一次性医用耗材进行分类。"诊断类"操作项目中使用的耗材均归入"检查用一次性医用材料费";除"手术治疗"外的其他治疗和康复项目(包括"非手术治疗""临床物理治疗""康复""中医治疗")中使用的耗材均列入"治疗用一次性医用材料费";"手术治疗"操作项目中使用的耗材均归入"手术用一次性医用材料费"。

(1)检查用一次性医用材料费:病人住院期间检查检验所使用的一次性医用材料费用。

(2)治疗用一次性医用材料费:病人住院期间治疗所使用的一次性医用材料费用。

(3)手术用一次性医用材料费:病人住院期间进行手术、介入操作时所使用的一次性医用材料费用。

十、其他类

其他费费用指病人住院期间未能归入以上各类的费用总和。

第六章

医疗临床数据的采集与质量控制

第一节　数据采集问题

一、大数据的定义

大数据是需要用创新处理模式才能具有更强的决策力、洞察力和流程优化能力，以适应海量、高增长率和多样化要求的信息资产。麦肯锡全球研究院给出的大数据定义是：一种规模大到在获取、存储、管理、分析方面大大超出了传统数据库软件工具能力范围的数据集合，具有海量的数据规模、快速的数据流转、多样的数据类型和价值密度低四大特征。

二、DRG 信息系统与大数据的关系

将 DRG 信息系统需要做的事情比作一种产业，那么这种产业实现盈利的关键，在于提高对数据的"加工能力"，通过"加工"实现数据的"增值"。DRG 信息系统需要采集医院海量临床数据信息，并且将这些具有意义的数据进行专业化处理。

DRG 产生的数据能够客观反映不同科室及人员工作量、医疗质量、诊疗技术难度、诊疗风险等多方面差异，进而帮助医院调整病种结构，优化资源配置，加快专科能力建设，应对医保支付方式的改革。在人员激励上，可以引导医务人员规范医疗行为，改善工作态度与业务能力，实现全面提升医院运行效率和服务水平的目的。

三、DRG 当前数据采集的挑战

DRG 分析的数据是来源于病案首页数据,过去数据来源于首页数据质量报告系统(hospital quality monitoring system,HQMS)。根据国家病历质控中心发布的数据,通过对 31 省市 4 255 家医院、2015—2017 年 99 505 553 份首页数据进行分析发现,首页数据的真实性、准确性不容乐观。比如入院病情不对、缺少既往病史、缺少补充诊断等问题比比皆是。

作为数据采集的唯一来源,病案首页填报时经常出现以下问题。

(1) 漏项、缺项、填写不准确。

(2) 主要诊断的不确定选择,其他诊断漏填,手术及操作项目漏填漏报。

(3) 医师签名、科室及亚科漏项、缺项、填写不准确,其他管理项目漏填、不准确等。

第二节 数据规范要求

一、《住院病案首页数据填写质量规范》标准

(一) 基本要求

第一条 为提高住院病案首页数据质量,促进精细化、信息化管理,为医院、专科评价和付费方式改革提供客观、准确、高质量的数据,提高医疗质量,保障医疗安全,依据《中华人民共和国统计法》《病历书写基本规范》等相关法律法规,制定本规范。

第二条 住院病案首页是医务人员使用文字、符号、代码、数字等方式,将病人住院期间相关信息精炼汇总在特定的表格中,形成的病例数据摘要。住院病案首页包括病人基本信息、住院过程信息、诊疗信息和费用信息。

第三条 住院病案首页填写应当客观、真实、及时、规范,项目填写要完整,能准确反映住院期间诊疗信息。

第四条 住院病案首页中常用的标量、称量应当使用国家计量标准和卫生行业通用标准。

第五条 住院病案首页应当使用规范的疾病诊断和手术操作名称。诊断依据应在病历中可追溯。

第六条　疾病诊断编码应当统一使用 ICD-10,手术和操作编码应当统一使用 ICD-9-CM-3。使用疾病诊断相关分组(DRGs)开展医院绩效评价的地区,应当使用临床版 ICD-10 和临床版 ICD-9-CM-3。

第七条　医疗机构应当建立病案质量管理与控制工作制度,确保住院病案首页数据质量。

(二) 填写规范

第八条　入院时间是指病人实际入病房的接诊时间;出院时间是指病人治疗结束或终止治疗离开病房的时间,其中死亡病人是指其死亡时间;记录时间应当精确到分钟。

第九条　诊断名称一般由病因、部位、临床表现、病理诊断等要素构成。出院诊断包括主要诊断和其他诊断(并发症和合并症)。

第十条　主要诊断一般是病人住院的理由,原则上应选择本次住院对病人健康危害最大、消耗医疗资源最多、住院时间最长的疾病诊断。

第十一条　主要诊断选择的一般原则。

(一)病因诊断能包括疾病的临床表现,则选择病因诊断作为主要诊断。

(二)以手术治疗为住院目的的,则选择与手术治疗相一致的疾病作为主要诊断。

(三)以疑似诊断入院,出院时仍未确诊,则选择临床高度怀疑、倾向性最大的疾病诊断作为主要诊断。

(四)因某种症状、体征或检查结果异常入院,出院时诊断仍不明确,则以该症状、体征或异常的检查结果作为主要诊断。

(五)疾病在发生发展过程中出现不同危害程度的临床表现,且本次住院以某种临床表现为诊治目的,则选择该临床表现作为主要诊断。疾病的临终状态原则上不能作为主要诊断。

(六)本次住院仅针对某种疾病的并发症进行治疗时,则该并发症作为主要诊断。

第十二条　住院过程中出现比入院诊断更为严重的并发症或疾病时,按以下原则选择主要诊断:

(一)手术导致的并发症,选择原发病作为主要诊断。

(二)非手术治疗或出现与手术无直接相关性的疾病,按第十条选择主要诊断。

第十三条　肿瘤类疾病按以下原则选择主要诊断:

（一）本次住院针对肿瘤进行手术治疗或进行确诊的,选择肿瘤为主要诊断。

（二）本次住院针对继发肿瘤进行手术治疗或进行确诊的,即使原发肿瘤依然存在,也应选择继发肿瘤为主要诊断。

（三）本次住院仅对恶性肿瘤进行放疗或化疗时,选择恶性肿瘤放疗或化疗为主要诊断。

（四）本次住院针对肿瘤并发症或肿瘤以外的疾病进行治疗的,选择并发症或该疾病为主要诊断。

第十四条　产科的主要诊断应当选择产科的主要并发症或合并症。没有并发症或合并症的,主要诊断应当由妊娠、分娩情况构成,包括宫内妊娠周数、胎数(G)、产次(P)、胎方位、胎儿和分娩情况等。

第十五条　多部位损伤,以对健康危害最大的损伤或主要治疗的损伤作为主要诊断。

第十六条　多部位灼伤,以灼伤程度最严重部位的诊断为主要诊断。在同等程度灼伤时,以面积最大部位的诊断为主要诊断。

第十七条　以治疗中毒为主要目的的,选择中毒为主要诊断,临床表现为其他诊断。

第十八条　其他诊断是指除主要诊断以外的疾病、症状、体征、病史及其他特殊情况,包括并发症和合并症。并发症是指一种疾病在发展过程中引起的另一种疾病,后者即为前者的并发症。合并症是指一种疾病在发展过程中出现的另外一种或几种疾病,后发生的疾病不是前一种疾病引起的。合并症可以是入院时已存在,也可以是入院后新发生或新发现的。

第十九条　填写其他诊断时,先填写主要疾病并发症,后填写合并症;先填写病情较重的疾病,后填写病情较轻的疾病;先填写已治疗的疾病,后填写未治疗的疾病。

第二十条　下列情况应当写入其他诊断：入院前及住院期间与主要疾病相关的并发症;现病史中涉及的疾病和临床表现;住院期间新发生或新发现的疾病和异常所见;对本次住院诊治及预后有影响的既往疾病。

第二十一条　由于各种原因导致原诊疗计划未执行、且无其他治疗出院的,原则上选择拟诊疗的疾病为主要诊断,并将影响原诊疗计划执行的原因(疾病或其他情况等)写入其他诊断。

第二十二条　手术及操作名称一般由部位、术式、入路、疾病性质等要素构成。多个术式时,主要手术首先选择与主要诊断相对应的手术。一般是技术难度最大、过程最复杂、风险最高的手术,应当填写在首页手术操作名称栏中第一行。既有手术又有操作时,按手术优先原则,依手术、操作时间顺序逐行填写。仅有操作时,首先填写与主要诊断相对应的、主要的治疗性操作(特别是有创的治疗性操作),后依时间顺序逐行填写其他操作。

(三) 填报人员要求

第二十三条　临床医师、编码员及各类信息采集录入人员,在填写病案首页时应当按照规定的格式和内容及时、完整和准确填报。

第二十四条　临床医师应当按照本规范要求填写诊断及手术操作等诊疗信息,并对填写内容负责。

第二十五条　编码员应当按照本规范要求准确编写疾病分类与手术操作代码。临床医师已作出明确诊断,但书写格式不符合疾病分类规则的,编码员可按分类规则实施编码。

第二十六条　医疗机构应当做好住院病案首页费用归类,确保每笔费用类别清晰、准确。

第二十七条　信息管理人员应当按照数据传输接口标准及时上传数据,确保住院病案首页数据完整、准确。

二、《住院病案首页数据质量管理与控制指标(2016 版)》

主要内容为 4 个部分,具体如下:

(一) 明确对病案首页数据填写的原则性要求

根据《中华人民共和国统计法》和《病历书写基本规范》(以下简称《规范》)等相关法律法规的要求,《规范》对病案首页的信息项目、数据标量及疾病诊断和手术操作名称编码依据等进行了明确规范,以利于医疗机构及医务人员掌握病案首页数据填写的基本原则。同时,要求医疗机构应建立质量管理与控制工作制度,确保住院病案首页数据质量。

(二) 明确诊断名称等选择规范

随着医疗付费方式改革、单病种质控等工作的进一步深入,相关数据统计工作对住院病案首页中疾病诊断和手术(操作)名称等关键信息的科学性、准确性提出了越来越高的要求。基于现实工作的实际需求,并为了实现未来对病案首页数据进行精准的自动化获取,《规范》以临床医学基本原则为依据,对病案首页出院诊断和手术(操作)名称选择的一般性原则及特殊情况下的选择原则均进行了详细阐述,确保相关信息项目内容的规范性和数据的同质性。

(三) 明确病案首页数据填写人员职责

为加强对病案首页数据结构质量的管理,《规范》对医疗机构及其临床医生、编码员及信息管理人员等涉及的病案首页数据质量管理职责进行了明确规定,对涉及病案首页数据质量控制的相关环节实现精细化管理,以利于推动病案首页数据质量持续改进。

(四) 明确病案首页数据质控指标及评分标准

《规范》制定了关于住院病案首页数据质量的 10 项质控指标,对各指标的定义、计算方法及意义和功能等进行了详细阐述,并明确提出住院病案首页必填项目范围及病案首页数据质量评分标准,为各级质控组织、医疗机构等指明了病案首页数据质控工作的着力点和考评标准,有利于实践层面推动病案首页数据质量管理与控制工作的持续改进。

第三节   数据采集来源

一、病案首页

需要采集《住院病人病案首页》中的全部指标项目,主要包括:

(1) 病人的基本情况,或称为病人的基本信息。

(2) 医疗信息:主要为诊断及手术操作(此项数据为重中之重)。

(3) 重要的统计和管理信息:主要财务数据及管理项目指标。

(4) 其他相关信息。

二、各个地区添加的不同指标

北京地区增加了部分指标(病案附页),如增加新生儿体重、呼吸机使用时间、昏迷时间等指标与医院各相关部门与 DRG 应用联系等。

上海申康医院发展中心对上海地区也有额外新增的指标项。

三、电子病历系统

DRG 数据来源于病历数据,因而医院电子病历系统数据填写的准确与完善至关重要。想要更好地应用 DRG,一是需要临床医师正确填写电子病历信息,确保病历首页数据的准确,最好为结构化电子病历,便于数据采集;二是需要医院建立和完善电子病历系统,以此为基础,提升病历质量。这两点也是DRG系统在医院得以顺利开展的关键保证。

四、病案信息管理子系统

当病案信息管理子系统,将所需要的信息予以提取时,针对首页当中所需填写内容的规范性、逻辑性及完整性进行审核(通常是"质控系统")是关键点。在具体的编码化时("疾病自动编码系统"),其实质上成为对疾病分类进行检索的关键依据,不然就会对费用支付标准造成影响。通过对编码理论及技术进行研究,并与疾病谱相结合,对手术编码库及疾病编码库进行不断整合,最终使其满足"一术一编码"及"一病一编码"的要求,然后开展相应手术切口及手术分级的对应操作,以此来更好地实现与全国手术库之间的对接。此项工作的顺利及深入开展,等同于DRG的基础落实。

五、收费系统与DRG

在DRG数据采集的内容中,我们可以看到医疗费用也是DRG进行分组和应用的重要依据之一。当病人办理入院乃至出院手续时,收费结算系统也成为DRG相关录入信息的控制环节。它主要通过HIS系统与病人电子病历系统进行直接自动链接,针对其中未填写的内容,可按医院规定辅助填全,以此完成DRG数据采集的必要内容。

第四节　病案首页质量控制

病案首页数据质量关系到DRG应用的成败,所以必须严格要求病案首页数据质量。要做到数据质量过硬,必须规定标准严格执行并且不断改进,具体方法如下:

一、首页数据质优标准

(1)严格执行国家卫健委颁布的《住院病案首页数据填写质量规范》标准,填写诊断手术编码符合规范要求。

(2)首页数据符合DRG应用要做到以下几点:

① 完整度质控：对首页 346 个数据项进行全面查缺补值。

② 质量评分：根据国家卫健委发布的《住院病案首页数据质量评分标准》进行评分。

③ 组合检测：集成 400 余项核检规则对有关联的字段进行组合检测。

④ 排除病例筛查：住院费用小于 5 元、大于 200 万元；住院天数大于 60 天。

⑤ 疑似未入组排查：主诊断与主手术不匹配、主诊断不入组、主手术不入组等。

(3) 专家督查特殊病历(死亡病历、住院费用较高、住院时间较长、重返病例)。

二、提高首页数据质量路径

(1) 编码统一：国家卫健委要求医疗机构统一疾病编码和手术编码(《疾病分类与代码国家临床版 2.0》《手术操作分类代码国家临床版 2.0》)。

(2) 环节、终末质控：环节质控要实现医师提交首页数据时，不仅能及时提示数据填写是否正确，还能及时指导修改完善。终末质控，实现数据质量评分及数据问题汇总，支撑全院数据持续改进。

(3) 试分组：上传首页数据，获取 DRG 组数和未入组病历，溯源检查未入组病案存在的缺陷，并及时修正完善。

三、首页数据与 DRG 数据指标的关联性

DRG 的全部内容和指标均来源于病案首页。疾病分类和手术操作分类的编码作为 DRG 分组的主要依据。病案首页的每一个数据项均可能影响到 DRG 的数据值与评价结果。

第五节 数据采集方式

DRG 系统获取数据的方式有 3 种：一种是通过接口方式，直接从病案首页管理系统、收费系统等获取数据；一种是 DRG 系统与其他系统共享数据库；还有一种方式为在已经建设了临床数据中心的医院，DRG 系统可从临床数据中心直接获取数据。

一、接口对接方式

采用接口对接方式获得的数据可靠性较高；由于数据是通过接口实时传递过来，完全满足了大数据平台对于实时性的要求。

（一）接口的基本要求

为了保证 DRG 系统的完整性以及质量，接口应满足以下基本要求。

（1）接口应实现对病案系统以及院内其他临床系统的接入提供优质如企业级的支持，并且能够在系统的高并发和大容量的基础上提供安全有效的接入。

（2）建立健全完善的信息安全访问机制，以实现对医院信息的全面保护，保证系统的正常运行，并且能够根据实际情况防止同时尖端高密度访问，以及大量占用资源的情况发生，保证系统的稳定性。

（3）一个有效的系统必须有完善的可监控机制，能够实时监控接口的运行情况，便于医院信息科工作人员及时发现错误并且排除故障。

（4）DRG 系统也在不断完善改进当中，为了保证在充分利用系统资源的前提下，系统需要有平滑的移植和扩展，接口能够保证系统并发增加时提供系统资源的动态扩展，以保证系统的可持续性以及稳定性。

（5）在 DRG 扩展新业务时，应能迅速、方便和精准地实现业务所需。

（二）接口通信方式

在当今科技条件下，接口基本采用了同步请求/应答方式、异步请求/应答方式、会话方式、广播通知方式、事件订阅方式、可靠消息传输方式、文件传输等通讯方式：

（1）同步请求/应答方式：客户端向服务器端发送服务请求，客户端阻塞等待服务器端返回处理结果。

（2）异步请求/应答方式：客户端向服务器端发送服务请求，与同步方式不同的是，在此方式下，服务器端处理请求时，客户端继续运行；当服务器端处理结束时返回处理结果。

（3）会话方式：客户端与服务器端建立连接后，可以多次发送或接收数据，同时存储信息的上下文关系。

（4）广播通知方式：由服务器端主动向客户端以单个或批量方式发出未经客户端请求的广播或通知消息，客户端可在适当的时候检查是否收到消息并定义收到消息后所采取的动作。

（5）事件订阅方式：客户端可事先向服务器端订阅自定义的事件，当这些事件发生时，服务器端通知客户端事件发生，客户端可采取相应处理。事件订阅方式使客户端拥有了个性化的事件触发功能，极大地方便了客户端及时响应所订阅的事件。

（6）文件传输：客户端和服务器端通过文件的方式来传输消息，并采取相应处理。

（7）可靠消息传输：在接口通讯中，基于消息的传输处理方式，除了可采用以上几种通讯方式外，还可采用可靠消息传输方式，即通过存储队列方式，客户端和服务器端来传输消息，采取相应处理。

（三）接口安全方式

为了保证系统运行，各种接口方式都应该保证其接入的安全性。

接口的安全是系统安全的一个重要组成部分。保证接口的自身安全，通过接口实现技术上的安全控制，做到对安全事件的"可知、可控、可预测"，是实现系统安全的一个重要基础。

根据接口连接特点与业务特色，制定专门的安全技术实施策略，保证接口的数据传输和数据处理的安全性。

系统应在接入点的网络边界实施接口安全控制。

接口的安全控制在逻辑上包括：安全评估、访问控制、入侵检测、口令认证、安全审计、防恶意代码、加密等内容。

（四）传输控制要求

传输控制利用高速数据通道技术把前端的大数据量并发请求分发到后端，从而保证应用系统在大量客户端同时请求服务时，能够保持快速、稳定的工作状态。

系统应采用传输控制手段降低接口网络负担，提高接口吞吐能力，保证系统的整体处理能力。具体手段包括负载均衡、伸缩性与动态配置管理、网络调度等功能：

（1）负载均衡：为了确保接口服务吞吐量最大，接口应自动在系统中完成动态负载均衡调度。

（2）伸缩性与动态配置管理：由系统自动伸缩管理方式或动态配置管理方式实现队列管理、存取资源管理，以及接口应用的恢复处理等。

（3）网络调度：在双方接口之间设置多个网络通道，实现接口的多数据通道和容错性，保证当有一网络通道通信失败时，进行自动的切换，实现接口连接的自动恢复。

(五) 主流接口技术

1. J2EE/EJB

Enterprise JavaBean(EJB)是可重用的、可移植的 J2EE 组件。EJB 包括 3 种主要类型：会话 bean、实体 bean 和消息驱动的 bean。会话 bean 执行独立的、解除耦合的任务，譬如检查客户的信用记录。实体 bean 是一个复杂的业务实体，它代表数据库中存在的业务对象。消息驱动的 bean 用于接收异步 JMS 消息。

EJB 由封装业务逻辑的方法组成，众多远程和本地客户端可以调用这些方法。另外，EJB 在容器里运行，这样开发人员只要关注 bean 里面的业务逻辑，不必担心复杂、容易出错的问题，譬如事务支持、安全性和远程对象访问、高速缓存和并发等。在 EJB 规范中，这些特性和功能由 EJB 容器负责实现。

容器和服务提供者实现了 EJB 的基础构造，这些基础构造处理了 EJB 的分布式、事务管理、安全性等内容。EJB 规范定义了基础构造和 Java API 为适应各种情况的要求，但没有指定具体实现的技术、平台、协议。

EJB 的上层分布式应用程序是基于对象组件模型的，底层事务服务用了 API 技术。EJB 技术简化了用 JAVA 语言编写的企业应用系统的开发、配置和执行。

技术优点：基于规范的平台，不受限于特定的操作系统或硬件平台；基于组件体系结构，简化了复杂组件的开发；提供对事务安全性以及持续性的支持；支持多种中间件技术。

技术缺点：与特定于某个操作系统或平台的实现技术相比，性能还有待进一步提高，且资源占用量较大。

2. Web Service

Web Service 是一种自包含、模块化的应用，是基于网络的、分布式的模块化组件，它执行特定的任务，遵守具体的技术规范，这些规范使 Web Service 能与其他兼容的组件进行互操作。可以在网络(一般是 Internet)上被描述、发布、定位和调用。

Web Service 体系主要由以下 3 部分组成：传输协议、服务描述和服务发现，由一系列标准组成，主要有可扩展的标记语言(XML)、简单对象访问协议(SOAP)等。

Web Service 采用标准协议(如 HTTP)交换 XML 消息来与客户端和各

种资源进行通信。在 Web Server 上部署 Web Service 后,由 Web Server 负责将传入的 XML 消息路由到 Web Service。Web Service 将导出 WSDL 文件,以描述其接口,其他开发人员可以使用此文件来编写访问此 Web Service 的组件。

Web Service 使用标准技术,应用程序资源在各网络上均可用。因为 Web Service 基于 HTTP、XML 和 SOAP 等标准协议,所以即使以不同的语言编写并且在不同的操作系统上运行,它们之间也可以进行通信。因此,Web Service 适用于网络上不同系统的分布式应用。

技术优点:适用于网络上不同系统的分布式应用、标准性好、扩展性好、耦合度低;内容由标准文本组成,任何平台和程序语言都可以使用;格式的转换基本不受限制,可以满足不同应用系统的需求。

技术缺点:当 XML 内容较大时,解释程序的执行效率较低,一般不适合用于实现大批量数据交互的接口。

3. 交易中间件

交易中间件是专门针对联机交易处理系统而设计的。联机交易处理系统需要处理大量并发进程,涉及操作系统、文件系统、编程语言、数据通信、数据库系统、系统管理、应用软件等多个环节,采用交易中间件技术可以简化操作。

交易中间件是一组程序模块,用以减少开发联机交易处理系统所需的编程量。X/OPEN 组织专门定义了分布式交易处理的标准及参考模型,把一个联机交易系统划分成资源管理(RM)、交易管理(TM)和应用(AP)三部分,并定义了应用程序、交易管理器、多个资源管理器是如何协同工作的。资源管理器是指数据库和文件系统,交易管理器可归入交易中间件。

技术优点:开放的体系结构,满足大用户量与实时性的要求,提供交易的完整性、控制并发、交易路由和均衡负载的管理。

技术缺点:处理大数据量交易效率不高。

4. 消息中间件

基于消息中间件的接口机制主要通过消息传递来完成系统之间的协作和通信。通过消息中间件把应用扩展到不同的操作系统和不同的网络环境。通过使用可靠的消息队列,提供支持消息传递所需的目录、安全和管理服务。当一个事件发生时,消息中间件通知服务方应该进行何种操作。其核心安装在需要进行消息传递的系统上,在它们之间建立逻辑通道,由消息中间件实现消息发送。消息中间件可以支持同步方式和异步方式,实际上是一种点到点的机制,因而可以很好地适用于面向对象的编程方式。消息中间件可以保证消息包传输过程的正确、可靠和及时。

消息中间件提供以下基本功能:消息队列、触发器、信息传递、数据格式翻译、安全性控制、数据广播、错误恢复、资源定位、消息及请求的优先级设定、扩展的调试功能等。

消息中间件能够在任何时刻将消息进行传送或者存储转发,不会占用大量的网络带宽,可以跟踪事务,并且通过将事务存储到磁盘上实现网络故障时系统的恢复。

技术优点:为不同的企业应用系统提供了跨多平台的消息传输;除支持同步传输模式外,还支持异步传输,有助于在应用间可靠地进行消息传输。

技术缺点:与其他中间件技术一样,存在高流量的性能瓶颈问题。

5. Socket

Socket 用于描述 IP 地址和端口。应用程序通过 Socket 向网络发出请求或应答网络请求。

Socket 使用客户/服务器模式,服务端有一个进程(或多个进程)在指定的端口等待客户来连接,服务程序等待客户的连接信息,一旦连接上之后,就可以按设计的数据交换方法和格式进行数据传输。客户端在需要的时刻发出向服务端的连接请求,然后发送服务申请消息包,服务端向客户端返回业务接口服务处理结果消息包。

此类接口不需要其他软件支持,只要接口双方做好相关约定(包括 IP 地址、端口号、包的格式)即可;包的格式没有统一标准,可以随意定义。

技术优点:实现简单、性能高。

技术缺点:标准性差、扩展性差。

6. CORBA

CORBA 即公共对象请求代理体系结构,是一个具有互操作性和可移植性的分布式面向对象的应用标准。

CORBA 标准主要分为 3 个层次:对象请求代理、公共对象服务和公共设施。最底层是 ORB(对象请求代理),规定了分布对象的定义(接口)和语言映射,实现对象间的通信和互操作,是分布对象系统中的"软总线";在 ORB 之上定义了很多公共服务,可以提供诸如并发服务、名字服务、事务(交易)服务、安全服务等各种各样的服务,同时 ORB 也负责寻找适于完成这一工作的对象,并在服务器对象完成后返回结果;最上层的公共设施则定义了组件框架,提供可直接为业务对象使用的服务,规定业务对象有效协作所需的协定规则。

客户将需要完成的工作交给 ORB,由 ORB 决定由哪一个对象实例完成这个请求,然后激活这个对象,将完成请求所需要的参数传送给这个激活的对象。除了客户传送参数的接口外,客户不需要了解其他任何信息,不必关心服务器对象的与服务无关的接口信息,这就大大简化了客户程序的工作。ORB 需要提供在不同机器间应用程序间的通信、数据转换,并提供多对象系统的无缝连接。

CORBA 具有模型完整、独立于系统平台和开发语言、被支持程度广泛的特点。

技术优点:以一种中间件的方式为不同编程语言提供协同工作的可能;对操作系统没有特殊的要求和依赖;与主流的体系架构(如 J2EE)关系密切。当需要集成的两个企业应用软件互为异构,由不同的编程语言实现时(如 Java 与 C++),CORBA 可以实现两种语言的协同工作。

技术缺点:庞大而复杂,并且技术和标准的更新相对较慢;性能与具体业务实现有关。

7. 文件

文件接口定义了服务端与客户端文件存放路径、文件名命名规则和文件格式,并开放相应的读/写操作权限。

接口的通讯过程包括 3 种。

(1) 同一主机内可以共享一个路径。

(2) 服务器端向客户端开放路径,客户端定时查看此路径下是否有新的文件,可以采用 FTP 等方式取走服务端开放的路径下的文件。

(3) 客户端向服务器端开放路径,由服务端将文件写入,客户端定时查看此路径下是否有新的文件。

网络传输方式应支持对通信机的 IP 地址、账户、口令、存取目录的验证。

接口应支持以下主流网络协议:FTP、FTAM 等。

数据传输应支持:实时、高效和安全可靠地传送批量数据;断点续传功能;数据压缩传输;传输过程中的差错控制。

技术优点:文件接口不需要其他软件支持,只要接口双方约定好路径、格式、处理方式即可,实现简单,传输批量数据,效率较高。

技术缺点:格式没有统一标准,标准性差;需要开放文件系统权限,安全性差。

8. 过程调用和共享数据表

过程调用和共享数据表技术实现了服务端向客户端开放可直接调用的过程和可直接进行读写操作的共享数据表,客户端直接调用服务端过程和对共享数据表进行读写操作。

接口支持各种数据库连接方式,如 Login、DB Link 等。

接口的通信过程包括 2 种:

(1) 客户端直接调用服务端开放的过程或对服务端开放的共享数据表进行增、删、改和查询操作,完成业务处理。

(2) 客户端向开放的共享数据表中写入服务请求数据,服务端定时扫描共享数据表并作出响应,根据服务请求数据中的接口服务类型代码,进行不同的业务逻辑处理,然后向共享数据表中写入处理结果数据;客户端定时扫描共享数据表,根据处理结果数据并作出响应,进行业务后续处理。

此类接口不需要其他软件支持,只要接口双方做好相关约定即可;但接口没有统一标准,而且需要开放数据库权限,安全性差。

技术优点:实现简单,传输批量数据,效率较高。

技术缺点:标准性差,适用场合有限,安全性差。

9. 数据质量控制

现在管理软件项目中接口需求很多,很多项目接口实现得并不理想,原因就在于接口协议质量不高,而接口协议是和接口调研紧密相关的。一般接口调研和其他调研方法是一样的,但做好接口调研的关键是调研人员需拥有一定的专业知识储备。

二、开放式数据库方式

开放数据库方式需要协调各个软件厂商开放数据库,其难度很大;一个平台如果要同时连接很多个软件厂商的数据库,并且需要实时获取数据,这对平台本身的性能要求极高。

一般情况而言,来自不同厂商的系统,不会完全开放自己的数据库给对方连接,以免产生安全问题。但如果是同一厂商为实现数据的采集和汇聚,开放数据库是最直接有效的一种方式。

两个系统分别有各自的数据库,那么同类型的数据库之间链接访问是比较方便的:

(1) 如果两个数据库在同一个服务器上,只要用户名设置得没有问题,就可以直接相互访问,需要在 from 后将其数据库名称及表的架构所有者带上即可。如:select * from DATABASE1. dbo. table1。

(2)如果两个系统的数据库不在一个服务器上,那么建议采用链接服务器的形式来处理,或者使用 openset 和 opendatasource 的方式,这个需要对数据库的访问进行外围服务器的配置。

不同类型的数据库之间的连接相对麻烦,需要做很多设置才能生效,一般同一厂商不会使用两种不同类型的数据库。

开放数据库方式可以直接从目标数据库中获取需要的数据,准确性很高,是最直接、便捷的一种方式,实时性也有保证。

三、临床数据中心方式

接口对接方式需花费大量人力和时间协调各个软件厂商做数据接口对接;同时其扩展性不高,比如由于业务需要各软件系统开发出新的业务模块,其跟大数据平台之间的数据接口也需要做相应的修改和变动,甚至要推翻以前的所有数据接口编码,工作量很大且耗时长。开放式数据库适合系统均源自同一厂商的情况。

随着科技的进步,各大医院纷纷建设数据中心,集中存储医院相关数据。临床数据中心实现病人诊疗信息的整合及共享,医院各类系统的数据均收取到临床数据中心,DRG 系统可以直接从临床数据中心获取相关数据。

数据中心须支持 HL7 CDA(clinical document architecture)格式。保证异构系统之间能够在语义层进行文档交换和共享,文档架构规范了文档最基本的通用结构和语义。交换的文档包括各类临床文档,交换的信息主要包括实验室检验报告、住院首页、出院小结、医学影像报告以及居民健康档案等内容。

临床数据中心在可扩充性上需要满足医院未来对临床数据的存储及数据利用的要求,临床数据中心在性能及效率上应确保在正确的时间对正确的人员提供正确的数据格式。

(一)系统架构

遵循国家相关的政策及顶层设计要求,贯彻"技术与业务高度融合"的原则,从医院实际面临的多个业务系统接口复杂、数据口径不统一,以及医院管理需求多变等问题入手,以数据流向为基础,以规范化管理、智能化管理、精细化管理、科学化管理为重点,提出以下顶层设计架构,以支撑临床数据中心建设。

1. 操作型数据存储层

操作型数据存储(operational data store，ODS)数据来源于在线业务系统的实时映像，为了减少对业务系统影响，提高抽取效率，ODS 的数据结构基本与业务数据库保持一致，在抽取过程中进行初步的数据清洗转换。

利用 ODS，既可以允许历史数据在保存周期中进行更新，又可以随时对现有监测数据进行分析，满足各种数据分析及利用的需求。数据从业务库抽取出来装载到 ODS 后，从 ODS 中根据主题模型进行数据清洗和转换，从而完成建立临床数据中心、运营数据中心等准备工作。

2. 临床数据中心层

临床数据中心(clicinal data repository，CDR)是整合分散在医院不同信息系统中(如 HIS，医嘱、护理、病历、检验、心电、超声、病理、病案首页等)的临床数据，以病人为中心汇总到一起重新进行梳理，实现所有临床诊疗数据的整合，为临床、科研和医疗大数据挖掘做基础。

3. 平台服务层

临床数据中心通过 EMPI 服务，实现同一病人、不同就诊卡的就诊记录、住院记录等各种临床数据的整合，并通过主数据服务实现临床数据中心数据的标准化转换处理，使得临床数据中心能对外提供标准的数据服务，满足医院各种数据访问的需求。

4. 元数据管理

元数据的定义是"关于数据的数据"，反映了数据的交易、事件、对象和关系等，即凡是能够用来描述某个数据的，都可以被认为是元数据。元数据管理帮助用户理解数据关系和相关属性，有助于统一数据口径、标明数据方位、分析数据关系、管理数据变更，为全院级的数据治理提供支持。

通过元数据管理，实现元数据的模型定义并存储，在功能层包装成各类元数据功能，最终对外提供应用及展现；提供元数据分类和建模、血缘关系和影响分析，方便数据的跟踪和回溯；并可通过统一管理方式对业务元数据和技术元数据进行管理。

5. 数据中心管理系统

实现对 ODS 及临床数据中心数据质量的管理，包括数据中心作业流量监控、作业运行状况监控、数据校验的管理，从而保证 ODS 及临床数据中心的数据质量。

(二) 数据建模

医院信息平台相关业务活动来源于各个业务域,由不同医疗服务角色负责执行,其信息以业务表单形式记录,通过对这些医疗业务活动采取自下而上的方法进行分解、归纳、汇总,去重抽象后,形成不可再分的基本活动,这些基本活动可以只存在一个业务域中,也可以存在多个业务域中。医院服务角色在具体业务域中执行基本活动,就是对基本活动的实例化。因此,医院业务活动是由基本活动演绎和组合形成的。

1. 模型构建步骤

(1) 收集医院业务表单,并进行归并和整理。首先明确表单的名称和含义,对含义相同的表单进行数据元合并,并确定表单名称;参考《卫生信息数据元标准化规则》对合并后的表单中的数据元名称和含义进行明确,符合数据元名称定义的,其相同含义的数据元保留一个,去掉重复;符合数据元取值定义的,列入数据元允许值表;在对每张表单和每个数据元进行合并和去重时,均由医疗领域专业人员对其进行确认。

(2) 以 CDA 的头、体、段的基本结构为框架,参考西医诊断学的体系结构和内容分类,以及我国病历规范的信息分类方式,构建信息模型的第一层设计,并请医疗领域专家讨论修改。

(3) 按照信息模型的第一层设计,对合并后的表单集中的数据元进行信息抽取和分类,通过将这些数据元匹配到信息模型的第一层设计中,进一步形成信息模型的第二层设计。

(4) 将表单中分类后的数据元对应到健康档案中的联用数据元,即用健康档案中的数据元组取代表单中的单个数据元,称为数据元的标化。将标化后的数据元组匹配到第二层设计的信息模型中,形成描述信息模型的最小信息单元,即数据组。对于不能匹配到健康档案中的表单数据元,对其进行定义和分类,并增加必要的数据元素,使之形成新的标准数据元组。

(5) 信息模型的实际应用:利用数据组对业务表单进行重构,形成业务表单的模板。

2. 业务表单整理

表单中的项目我们统称为"数据元",在进行表单中的数据元整理的过程中,必需对数据元名称和数据元值阈进行明确区分。《卫生信息数据元标准化规则 WS/T 303—2009》中对数据元及其取值进行了一系列的严格定义:

(1) 数据元(data element, DE):是指用一组属性规定其定义、标识、表示和允许值的数据单元(GB/T 18391.1－2002,3.14)。

(2) 数据元名称(data element name):是用于标识数据元的主要手段,由一个或多个词构成的命名(GB/T 18391.1－2002,3.18)。

(3) 值阈(value domain,VD):是指该数据元允许值的集合(ISO/IEC 11179－1:2004,3.3.38)。

(4) 允许值(permissible value):是在一个特定值域中允许的一个值含义的表达(ISO/IEC 11179－1:2004,3.3.28)。

(5) 值含义(value meaning):是一个值的含义或语义内容(ISO/IEC 11179－1:2004,3.3.39)。也就是数据元的取值范围由数据元允许值定义,而该取值的意义说明则由值含义来定义。其取值范围可以是一个数值区间或枚举值,而每个值的含义可以由一个值含义列表来说明。

依据《卫生信息数据元标准化规则 WS/T 303—2009》中对数据元名称及允许值的定义,检查基本表单集中的所有表单,对每张表单中的条目进行明确,属于数据元的给予名称合并,属于数据元取值的将其中的值进行列表。

3. 模型构建方法

1) 信息分类

HL7 CDA R2 的临床文档架构模型定义了用于交换的临床文档的语法和语义标准,它是由文档头(Header)和文档体(Body)两大部分构成,其中定义交换标准的数据元素及取值在进行交换时才有意义,并且在 CDA 的 Schema 中有详细的定义。通用信息模型来源于 CDA 的架构标准,为电子病历信息构建规范化的通用信息模型,定义其中与电子病历内容相关的类及其属性。

参照国家卫健委病历书写规范,病历可以区分为门诊病历和住院病历两种不同的记录格式。

门诊病历包括基本信息:包含一般项目(病人姓名、性别、出生年月、民族、婚姻状况、职业或年龄、工作单位住址和药物过敏史),以及首诊日期、就诊科别、主诉、病史、体检、诊断、处理意见、经治医师签名及门诊手术记录等。

住院病历内容包括住院病案首页、住院志、体温单、医嘱单、化验单、医学影像检查资料、特殊检查同意书、手术同意书、麻醉记录单、手术及手术护理记录单、病理资料、护理记录、出院记录(或死亡记录)、病程记录、疑难病例讨论记录、会诊意见、上级医师查房记录、死亡病例讨论记录等。

病历规范中规定要记录的内容,按照其功能性及目的性,在不拆分其信息完整性的基础上,将其按内容划分为若干类:

（1）病人基本信息：如姓名、性别、出生日期、民族、籍贯、通信地址、电话、工作单位、职业、婚姻状况等。

（2）主诉：为病人感受最主要的痛苦或最明显的症状或（体征），也就是本次就诊最主要的原因及其持续时间。

（3）体格检查：是记录医师运用自己的感观和借助于传统或简便的检查工具，客观地了解和评估病人身体状况的一系列最基本的检查方法。

（4）现病史：现病史，是病史中的主体部分，记述病人患病后的全过程，即发生、发展、演变和诊治的经过。内容包括起病情况与患病的时间、主要症状、病因与诱因、病情的发展与演变、伴随症状，诊治经过、病程中的一般情况等。

（5）既往史：包括病人既往的健康状况和过去曾经患过的疾病、外伤手术、预防注射、过敏，特别是与目前所患疾病有密切关系的情况。

（6）检查：是通过仪器设备对病人进行物理检查的过程，如心电图、放射检查、核医学检查、内镜检查等，包括申请检查的项目、影像资料、结果审核及报告等信息。

（7）检验：是关于通过临床实验室分析过程得到病人的标本分析结果，包括申请检验的项目、病人的标本、结果解释以及报告审核、授权发布等信息。

（8）诊断：关于病人病情诊断的描述，包括诊断类别、诊断顺位等信息。

（9）操作：关于对病人进行治疗的操作描述，如手术、麻醉等信息。

（10）用药：关于病人用药的描述，包括药品描述、使用方法描述等信息。

（11）护理：关于病人护理过程信息的描述，如护理等级、护理用药、护理操作等信息。

（12）诊疗计划：指对病人进行诊断治疗的计划信息，如病人提醒、临床路径等。

（13）诊疗过程记录：关于病人诊疗过程的记录，如病程记录、医嘱记录等信息。

（14）医疗费用：关于病人本次就诊的费用记录信息。

（15）健康指导：指对病人在饮食、生活方式、规避事项等的建议和指导。

（16）评估：关于对病人的治疗结果、医疗质量的评估信息。

2）通用信息模型

HL7 CDA R2 RMIM 模型中，CDA 的头部分（header）中定义了 9 个与该文档直接相关的参与（participation），这些参与中定义了与文档直接相关的角色及实体。在一份临床文档的头部分，需要记录信息的内容有两类：

（1）人及人所扮演的角色信息或对其他角色所限定的信息。

（2）组织及组织所扮演的角色信息或对角色所限定的信息。

人包括：病人、签证者、法定签证者、数据录入者、副本接收者、文件作者、情报提供者等。组织包括：限定签证者、法定签证者、复本接收者、文档作者、文档保管单位、数据录入者、信息提供者、其他参与者以及病人、卫生服务提供者所在范围的组织或单位。

结构化文档体由文档段（sections）构成，文档段中包含 3 个主要部分：

（1）子文档段。

（2）该文档段中人可读的信息描述，即一段自由文本，存放在文档段的 text 数据元素中。

（3）条目（entry）：是文档段中文本信息的结构化表达，用于计算机处理。

综合分析 CDA 的头和体结构，可以看到其包含了临床医疗信息的各方面。参考 CDA 结构，形成电子病历信息模型的通用信息模型设计。

3）领域模型

领域模型是指按照临床数据元来建表，如脉搏、体温、主诉、婚育史、月经史等临床上的数据元可单独建表，便于数据利用。领域模型是在信息模型的基础上，对表单中的数据元进行信息分类，进行自底向上的数据元信息分类匹配的过程。

医院表单在经过数据元的去重后，虽然各张表单中的冗余数据元素得以消除，但表单之间必然存在数据元素重复的情况。例如，"姓名"这个数据元素在每张表单中都存在。根据对医疗业务表单的理解，"姓名"这个数据元，在表单中的上下文背景中，可以识别其特指，是指病人的姓名或是医生的姓名，而不同表单合并后，该数据元将产生混淆，无法识别。鉴于以上因素，依次对表单集中的每张表单的分别进行数据元信息分类，使之与信息模型进行匹配。分类和匹配的过程是将表单中的每个数据元，根据其在表单中的上下文含义，分类到信息模型中，同时对于匹配到同一类别中的数据元组合排序。

4. 模型构建内容

CDR 模型从场景出发，首先根据医院日常业务建立若干个场景，再根据该场景的业务流程建立若干个事件，每个事件由不同角色执行，也会引发各种活动。

CDR 建模范围包括多种主题，如病人信息、病人服务、医嘱处方、检验服务、检查服务、输血服务、护理、病历文书、手术麻醉、体检等。覆盖范围大，深度广,几乎涵盖了医院所需要的全部业务。

以门诊服务为例,场景名称为门诊流转,包含挂号、就诊、处方和皮试等事件,事件执行角色有操作员、医生、药剂人员和护士,他们分别执行不同活动,如下图所示:

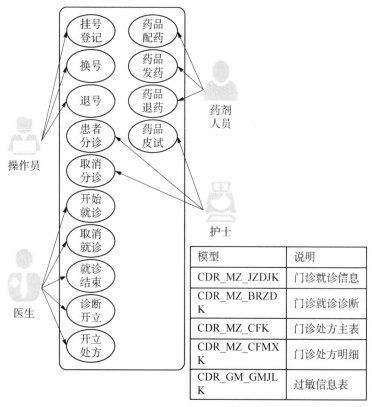

图6-1 门诊业务模型构建示意图

(三) 数据管理

数据管理功能对于整个数据中心以及对 DRG 系统抽取数据都是非常重要,这涉及数据质量、监管、维护、数据安全等多方面内容。对于医疗数据中心的数据管理方面,需要建立一套统一的技术标准体系和技术平台。数据管理的统一化、平台化,可以更好地完成数据管理工作,更好地为 DRG 系统数据应用提供支撑。

1. 统一的数据存储

关于数据的存储,从应用的角度进行设计,即数据存储的设计满足各类业务的应用需求,支持存储结构与非结构性的数据,同时兼顾数据扩展和性能要求。

通过对数据的分类管理,将数据存储到不同的区域内,以满足各项应用要求,如表 6-1 所示。

表 6-1　数据存储库说明

数据存储区域	面向的业务应用
操作数据存储库(ODS)	在线业务系统的实时映像,为数据集市提供数据准备
临床数据库(CDR)	支持临床诊疗和全部医、教、研活动
运营数据库(ODR)	支持运营决策、医疗管理活动
知识库	临床辅助决策支持
注册库	病人、科室、人员的注册
标准库	不面向具体业务应用,面向数据 ETL 过程的标准化和管理平台的查询
注册库	用户、卫生机构、人员的注册
元数据库	业务元、技术元数据管理

(1) 标准化存储:基于主数据管理,形成内容丰富的受控术语词汇阈,词汇阈作为基础数据来源组成了临床数据中心的基础字典数据,词汇定义使用 ICD、SNOMED、LONIC 等标准来定义临床术语,建设医院临床数据中心,使医院数据中心数据按照国家卫健委下发的各种字典表和电子病历等级评审的要求标准化存储,满足医院临床诊疗分析及决策、科研分析等需要。

(2) 模型化存储:以病人 EMPI 为主线组织病人的临床数据,构建病人基本信息、就诊记录、门诊处方、住院医嘱、电子病历、检查化验报告、手术麻醉等数据模型,将病人的所有医疗信息,如就诊记录、门诊处方、住院医嘱、电子病历、检查化验报告等模型化存储。以全面、标准、统一的方式实现病人临床结构化、非结构化数据的整合存储,为临床数据的共享提供了统一的平台支撑,最终实现辅助改善医疗服务质量、较少医疗差错、提高临床诊疗水平,为决策提供支持信息和降低医疗成本的目标。

2. 统一的数据处理引擎

统一的数据处理引擎是数据从数据源到数据中心整个 ETL 过程通过统一的数据处理机制和流程对数据流转进行控制。包括 ETL 调度、错误处理、过程监控、数据抽取、转换、加载等功能的统一化、流程化。

数据处理引擎可以通过专业的 ETL 工具实现,也可以自行编写代码实现。对数据处理过程统一的主要目的是要规范数据 ETL 过程,易于数据管理和控制。同时可保证数据出自一处,避免数据二义性,从而出现数据质量问题。

3. 统一的元数据管理

元数据管理可通过专业工具实现,也可以通过初始化数据表方式实现。通过管理平台的元数据查询功能,实现对元数据的管理,并通过统一管理方式对业务元数据和技术元数据进行管理。

4. 统一的数据访问

面向不同应用,数据中心提供了多种数据服务,包括基于标准的数据共享、Web Service 等方式。对数据访问服务提供访问接口的规范化和统一化,并对外公开数据服务接口,实现数据服务统一化。

(四) 数据采集设计

临床数据中心采用 ETL 的方式进行数据采集,对数据进行 ETL 的目的进行数据抽取、转换、清洗及加载,保证数据的质量。ETL 的过程就是数据流动的过程,包括数据的抽取、清洗、转换和装载等过程。抽取工作通过工具 SSIS/Kettle 开发抽取包完成。

1. 数据抽取

数据抽取就是从数据源中获取数据(无论是何种格式)的过程。这个过程有两种方式:全量抽取、增量抽取。

(1) 全量抽取:类似于数据迁移或数据复制,它将数据源中的表或视图的数据原封不动地从数据库中抽取出来,并转换成 ETL 工具可以识别的格式。数据中心历史数据抽取采用全量抽取的方式。

(2) 增量抽取:指抽取自上次抽取以来数据库中要抽取的表中新增、修改、删除的数据。如何捕获变化的数据是增量抽取的关键,目前增量数据抽取中所采用的捕获变化数据的方法有:CDC、发布订阅、时间戳等方式。

2. 数据清洗

清洗就是"把脏的洗掉",是发现并纠正数据文件中可识别的错误的最后一道程序,包括检查数据一致性,处理无效值和缺失值等。因为数据仓库中的数据是面向某一主题的数据集合,这些数据从多个业务系统中抽取而来且包含历史数据,这样就无法避免有的数据是错误数据、有的数据相互之间有冲突,这些错误的或有冲突的数据显然不是我们想要的,称为"脏数据"。我们要按照一定的规则把这些"脏数据""洗掉",这就是数据清洗。而数据清洗的任务是过滤那些不符合要求的数据,将过滤的结果交给业务主管部门,确认是否过滤掉还是由业务单位修正之后再进行抽取。

3. 数据转换

数据转化通常是指数据从非结构化的数据,按照设定的规则转换为结构化的过程。转化通常不仅仅是数据格式的转换,业务系统数据可能包含不一致或者不正确的信息,这些操作也包含在转换的步骤中。

4. 数据抽取管理

数据抽取转换工具通过配置文件连接到各业务系统后,通过配置抽取数据任务信息的各项属性,如任务名称、任务描述、起点时间等,建立数据抽取作业。数据抽取转换工具通过这些数据抽取作业的创建维护和管理来完成数据的抽取和转换。

5. 采集方式

1) 发布订阅模式

发布订阅采用 SQL Server 复制实现数据同步,复制是一组技术,它将数据和数据库对象从一个数据库复制和分发到另一个数据库,然后在数据库之间进行同步以保持一致性。

SQL Server 提供了 3 种复制类型:快照复制、事物复制、合并复制,每种复制类型都适合于不同应用程序的要求,根据应用程序需要,可以使用一种或多种复制类型:

(1) 快照复制:通常用于为事务和合并发布提供初始的数据集和数据库对象,但快照复制还可为其自身所用。当符合以下一个或多个条件时,使用快照复制本身是最合适的:①很少更改数据;②在一段时间内允许具有相对发布服务器已过时的数据副本;③复制少量数据;④在短期内出现大量更改。

在数据更改量很大,但很少发生更改时,快照复制是最合适的。例如,医院组织维护一个药品价格列表且这些价格每年要在固定时间进行一、两次完全更新,那么建议在数据更改后复制完整的数据快照。

(2) 事务复制:事务复制通常用于服务器到服务器环境中,在以下情况下适合采用事务复制:①希望发生增量更改时将其传播到订阅服务器;②从发布服务器上发生更改,至更改到达订阅服务器,应用程序需要这两者之间的滞后时间较短;③应用程序需要访问中间数据状态,例如,如果某一行更改了5次,事务复制将允许应用程序响应每次更改,而不只是响应该行最终的数据更改;④发布服务器有大量的插入、更新和删除活动;⑤发布服务器或订阅服务器不是 SQL Server 数据库(例如,Oracle)(见图 6 - 2)。

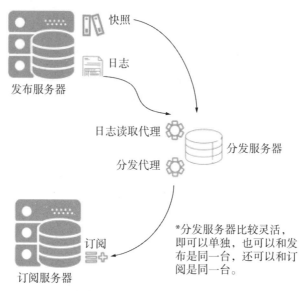

快照

日志

发布服务器

日志读取代理

分发代理

分发服务器

订阅

订阅服务器

*分发服务器比较灵活,即可以单独,也可以和发布是同一台,还可以和订阅是同一台。

图 6 - 2   在事物复制模式下,以发布订阅方式实现
数据库之间数据同步的示意图

在默认情况下,事务发布订阅服务器应作只读处理,因为更改并不传回发布服务器。但事务复制提供了允许在订阅服务器上进行更新的选项。

(3) 合并复制:通常用于服务器到客户端的环境中。合并复制适用于下列各种情况:①多个订阅服务器可能会在不同时间更新同一数据,并将这些更改传输到发布服务器和其他订阅服务器;②订阅服务器需要接收数据,脱机进行更改,并在随后与发布服务器和其他订阅服务器同步更改;③每个订阅服务器都需要不同分区的数据;④可能会发生冲突,并且在冲突发生时,需要具有检测和解决冲突的能力;⑤应用程序需要最终的数据更改结果,而不是访问中间数据状态。例如,在订阅服务器与发布服务器同步前,如果订阅服务器上的行更改了 5 次,则该行将只在发布服务器上更改 1 次,以反映最终数据更改(也就是更改为第 5 个值)。

合并复制允许不同站点自主工作,并在以后更新合并成一个统一的结果。由于更新是在多个节点上进行的,同一数据可能由发布服务器和多个订阅服务器进行更新。因此在合并更新时可能会产生冲突,合并复制提供了多种处

理冲突的方法。

　　根据数据中心的特性综合考虑,最好采用的是事物复制模式,通过事物复制发布订阅的方式实现数据库之间的同步操作。发布订阅包含两个步骤:发布和订阅。首先在数据源数据库服务器上对需要同步的数据进行发布,然后在目标数据库服务器上对上述发布进行订阅。发布订阅可以发布一张或多张表的全部数据,也可以发布整个数据库。发布、订阅的过程如下:

　　事务复制由 SQL Server 快照代理、日志读取器代理和分发代理实现。快照代理准备快照文件(其中包含了已发布表和数据库对象的架构和数据),然后将这些文件存储在快照文件夹中,并在分发服务器的分发数据库中记录同步作业。

　　日志读取器代理监视为事务复制配置的每个数据库的事务日志,并将标记为要复制的事务从事务日志复制到分发数据库中,分发数据库的作用相当于一个可靠的存储-转发队列。分发代理将快照文件夹中的初始快照文件和分发数据库表中的事务复制到订阅服务器中。

　　在发布服务器中所做的增量更改根据分发代理的计划流向订阅服务器。

　　数据的发布:发布需要用实际的服务器名称,发布的信息包括表中数据新增、修改、删除信息,同时对业务系统数据结构的变化能及时通知数据仓库进行自动变更操作。

　　数据的订阅:订阅是对数据库发布的快照进行同步,将发布的数据源数据同步到目标数据库,实现数据库或者表数据源的自动同步。

　　2) CDC 模式

　　变更数据捕获(change data capture,CDC):通过对事务日志的异步读取,记录 DML 操作的发生时间、类型和实际影响的数据变化,然后将这些数据记录到启用 CDC 时自动创建的表中,通过 CDC 相关的存储过程,可以获取详细的数据变化情况,由于数据变化是异步读取的,因此对整体性能的影响不大。

　　CDC 模式有以下特点。

　　(1) 通过读取日志而不是直接读取业务事务数据库来避免对业务系统的资源争用。

　　(2) 通过解析日志"拿出"必需的信息而不是搬出整个日志,避免过多的I/O 消耗。

　　(3) 日志的解析和后续的变化数据的处理都是在 CDC 专用服务器上来进

行,对业务系统影响达到最小秒级日志读取以及变化数据捕获。

(4) 灵活的数据变化机制,有利于后期的数据管理和维护。

3) 时间戳模式

数据库中自动生成的唯一二进制数字,与时间和日期无关,通常用作给表行加版本戳,存储大小为 8 个字节。每个数据库都有一个计数器,当对数据库中包含 timestamp 列的表执行插入或更新操作时,该计数器值就会增加。该计数器是数据库时间戳。这可以跟踪数据库内的相对时间,而不是时钟相关联的实际时间。一个表只能有一个 timestamp 列(见图 6-3)。

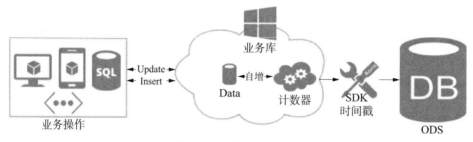

图 6-3 时间戳原理图

时间戳模式有以下特点:

(1) 时间戳是天然的主索引,可以确定数据的唯一性,避免并发。

(2) 时间戳是主流数据库内部机制,稳定高效,不影响性能。

(3) 时间戳是一列只读字段,写入由数据库内部完成,对业务系统的改造升级影响最小。

(4) 可控性强,续传能力好。

6. 数据采集主流工具

数据采集主流工具为 ETL,ETL 是英文 extract-transform-load 的缩写,用来描述将数据从来源端经过抽取(extract)、交互转换(transform)、加载(load)至目的端的过程。ETL 一词较常用在数据仓库,但其对象并不限于数据仓库。

ETL 是构建数据仓库的重要一环,用户从数据源抽取出所需的数据,经过数据清洗,最终按照预先定义好的数据仓库模型,将数据加载到数据仓库中去。

ETL 的质量问题具体表现为正确性、完整性、一致性、完备性、有效性、时效性和可获取性等几个特性。而影响质量问题的原因有很多,由系统集成和历史数据造成的原因主要包括：业务系统不同时期系统之间数据模型不一致；业务系统不同时期业务过程有变化；旧系统模块在运营、人事、财务、办公系统等相关信息的不一致；遗留系统和新业务、管理系统数据集成不完备带来的不一致性。

实现 ETL，首先要实现 ETL 转换的过程。体现为以下几个方面：

（1）空值处理：可捕获字段空值，进行加载或替换为其他含义数据，并可根据字段空值实现分流加载到不同目标库。

（2）规范化数据格式：可实现字段格式约束定义，对于数据源中时间、数值、字符等数据，可自定义加载格式。

（3）拆分数据：依据业务需求对字段可进行分解。例，主叫号861082585313-8148，可进行区域码和电话号码分解。

（4）验证数据正确性：可利用 Lookup 及拆分功能进行数据验证。例如，主叫号 861082585313-8148，进行区域码和电话号码分解后，可利用 Lookup 返回主叫网关或交换机记载的主叫地区，进行数据验证。

（5）数据替换：对于因业务因素，可实现无效数据、缺失数据的替换。

（6）Lookup：查获丢失数据 Lookup 实现子查询，并返回用其他手段获取的缺失字段，保证字段完整性。

建立 ETL 过程的主键约束：对无依赖性的非法数据，可替换或导出到错误数据文件中，保证主键唯一记录的加载（见图 6-4）。

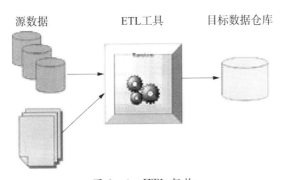

图 6-4　ETL 架构

在 ETL 架构中，数据的流向是从源数据流到 ETL 工具，ETL 工具是一个单独的数据处理引擎，一般会在单独的硬件服务器上，实现所有数据转化的工作，然后将数据加载到目标数据仓库中，如果要增加整个 ETL 过程的效率，则只能增强 ETL 工具服务器的配置,优化系统处理流程(一般可调的东西非常少)。IBM 的 datastage 和 Informatica 的 powercenter 原来都是采用的这种架构。

ETL 架构的优势有如下几点。

(1) 可以分担数据库系统的负载(采用单独的硬件服务器)。

(2) 相对于 EL－T 架构可以实现更为复杂的数据转化逻辑。

(3) 采用单独的硬件服务器。

(4) 与底层的数据库数据存储无关。

为了能更好地实现 ETL,用户在实施 ETL 过程中应注意以下几点。

(1) 如果条件允许,可利用数据中转区对运营数据进行预处理,保证集成与加载的高效性。

(2) 如果 ETL 的过程是主动"拉取",而不是从内部"推送",其可控性将大为增强。

(3) ETL 之前应制定流程化的配置管理和标准协议。

(4) 关键数据标准至关重要。ETL 面临的最大挑战是当接收数据时其各源数据的异构性和低质量。以电信为例,A 系统按照统计代码管理数据,B 系统按照账目数字管理,C 系统按照语音 ID 管理。当 ETL 需要对这 3 个系统进行集成以获得对客户的全面视角时。这一过程需要复杂的匹配规则、名称/地址正常化与标准化。而 ETL 在处理过程中会定义一个关键数据标准,并在此基础上,制定相应的数据接口标准。

(5) 将数据加载到个体数据集时。在没有一个集中化的数据库情况下,拥有数据模板是非常重要的。它们是标准化的接口,每一个个体或者部门数据集都能够填充。确保你的 ETL 工具有这样的功能,能够扩展到一个数据仓库平台,将信息从一个数据集市流动到下一个。

ETL 过程在很大程度上受企业对源数据的理解程度的影响,也就是说从业务的角度看数据集成非常重要。一个优秀的 ETL 设计应该具有如下功能:

(1) 管理简单:采用元数据方法,集中进行管理;接口、数据格式、传输有严格的规范;尽量不在外部数据源安装软件;数据抽取系统流程自动化,并有自动调度功能;抽取的数据及时、准确、完整;可以提供同各种数据系统的接口,系统适应性强;提供软件框架系统,系统功能改变时,应用程序很少改变便可适应变化;可扩展性强。

(2) 标准定义数据:合理的业务模型设计对 ETL 至关重要。数据仓库是企业唯一、真实、可靠的综合数据平台。数据仓库的设计建模一般都依照三范式、星型模型、雪花模型,无论哪种设计思想,都应该最大化地涵盖关键业务数据,把运营环境中杂乱无序的数据结构统一成为合理的、关联的、分析型的新结构,而 ETL 则会依照模型的定义去提取数据源,进行转换、清洗,并最终加载到目标数据仓库中。

模型的重要之处在于对数据做标准化定义,实现统一的编码、统一的分类和组织。标准化定义的内容包括:标准代码统一、业务术语统一。ETL 依照模型进行初始加载、增量加载、缓慢增长维、慢速变化维、事实表加载等数据集成,并根据业务需求制定相应的加载策略、刷新策略、汇总策略、维护策略。

(3) 拓展新型应用:对业务数据本身及其运行环境的描述与定义的数据,称之为元数据(metadata)。元数据是描述数据的数据。从某种意义上说,业务数据主要用于支持业务系统应用的数据,而元数据则是企业信息门户、客户关系管理、数据仓库、决策支持和 B2B 等新型应用所不可或缺的内容。

元数据的典型表现为对象的描述,即对数据库、表、列、列属性(类型、格式、约束等)以及主键/外部键关联等的描述。特别是现行应用的异构性与分布性越来越普遍的情况下,统一的元数据就愈发重要了。"信息孤岛"曾经是很多企业对其应用现状的一种抱怨和概括,而合理的元数据则会有效地描绘出信息的关联性。

元数据对于 ETL 的集中表现为:定义数据源的位置及数据源的属性、确定从源数据到目标数据的对应规则,确定相关的业务逻辑,在数据实际加载前的其他必要的准备工作等。它一般贯穿整个数据仓库项目,而 ETL 的所有过程必须最大化地参照元数据,这样才能快速实现 ETL。

7. 数据采集流程

1) 数据由业务系统到数据仓库(ODS)

(1) 检验检查数据:针对检验、检查、危机值数据,对实时性要求高的,采用订阅发布机制,实现数据由业务系统到数据仓库(ODS)中。此机制中针对历史数据,通过订阅发布机制一次性获取全部数据。对新增数据,将通过订阅发布机制并结合使用时间戳和 CDC 技术,依据标志字段值来识别新增数据,准实时地实现数据获取到数据仓库中。

(2) 病人基本信息、就诊情况、处方、医嘱、病历、体检、手术、麻醉等信息:对实时性要求不高的数据,采用 ETL 数据抽取方式实现数据抽取到 ODS 中。此机制中针对历史数据,将通过 ETL 方式全量一次性抽取到 ODS 中。对新增数据,结合使用时间戳和 CDC 技术,依据标志字段值来识别新增数据。

（3）门诊住院费用、绩效、成本、固定资产、人力资源等运营管理信息：对实时性要求不高的数据，采用 ETL 数据抽取方式实现数据抽取到 ODS 中。此机制中针对历史数据，将通过 ETL 方式全量一次性抽取到 ODS 中。对新增数据，结合使用时间戳和 CDC 技术，依据标志字段值来识别新增数据。

2）数据仓库(ODS)到数据中心

此过程中由于要对数据进行数据聚合、合并、清洗操作，采用 ETL 数据抽取方式实现数据的抽取到数据中心数据库中。此机制中针对历史数据，将通过 ETL 方式全量一次性由 ODS 抽取到数据中心。对新增数据，将通过增量抽取的机制，结合使用时间戳及 CDC 技术，依据标志字段值来识别新增数据进行数据抽取。

（五）数据质量控制设计

1. 控制流程

数据中心的源数据来自各个业务源系统，因此数据进入数据中心环境的第一种方式是通过源系统。所以为获得"干净"的源数据，首先应规范生产系统中的数据录入，对于新录入到系统中的数据需要进行严格审查，从源头上保障数据质量。其次就是进行监控，时刻保证数据的一致性，时刻从不同纬度保证数据的完整性和准确性。数据质量监控流程如图 6-5 所示。

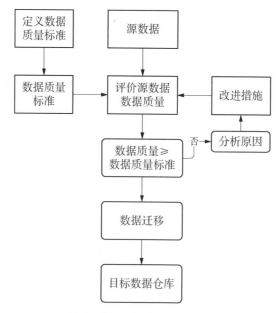

图 6-5 数据质量监控流程

（1）定义数据质量标准：对于不同的源系统、不同的移植环节，数据的要求是不同的。因此，数据质量标准也是根据不同的需要结合实际情况，合理制定各阶段数据质量标准。

（2）评价源数据质量：通过编写程序如 SQL 语句等方法统计源数据的质量指标结果得分，可以编写 SQL 语句统计不满足完整性条件的所有账户信息数量，把完整的账户数除以所有的账户，得到账户的数据质量指标结果。

（3）如果源数据评价得到的数据质量指标结果高于数据质量指标目标，则进行数据移植，否则分析数据质量产生原因，根据需要进行分析和改进。

（4）分析数据质量产生原因：数据质量产生的原因有多种多样，可能是数据本身的问题，也可能是数据移植程序产生的问题，需要进行详细分析。

（5）采取改进措施，再次评价源数据的质量，直到数据质量高于数据质量标准为止。

（6）进行数据移植，将源数据移植到目标文件或系统中，流程结束。

2. 监控指标

这里所说的抽取结果质量监控主要是针对抽取到的数据与数据源的数据之间进行一个量的比较。在对数据源抽取过程中，由于无法避免的突发事件、某些不确定因素和各种系统异常的出现，很有可能导致抽取的结果与源数据不一致，比如进程的异常终止、读写数据库的操作失败、网络的阻塞抖动导致数据包的丢失等，这些都将导致抽取数据的失败或错误，很有可能产生诸如抽取的记录数目不匹配、记录重复抽取、字段缺漏、字段内容出错等错误，因此对抽取结果的监控是不可或缺的。对抽取结果质量的监控总体来说不是很复杂，也不会牵涉到源数据等内容，主要对以下几个大的方面进行监控即可。

（1）表及文件结构监控，结构监控是指对数据表的结构或文件结构监控。

（2）记录数监控，是监控中最重要的判断依据，源与目标的记录数相等是抽取的最终结果，否则就算其他方面的检验都通过，该次抽取也是毫无意义的。

（3）关键字段汇总监控，这是一种抽样检验，通常是对重要或敏感类的字段进行汇总监控，源与目标在记录数目或总和上都要保持一致才算抽取成功。

（4）数据字段计算监控，即所有记录中该字段的计算总和是否一致。如果表中有数据类型字段，并且数据对业务非常重要和敏感的话，对这类字段的监控是不能省略的，监控的目标是验证抽取结果中该字段的计算和是否与源字段的记录一致。

以上的抽取流程并非每一步都需要按部就班执行,取舍与否关键是看业务需求及其性质,比如有的只关心字段的计算总和、有的只关心记录总条数是否相同等,如果获得这些正确的信息对用户来说已经足够的话,就无须进行验证。

3. 后台监控

基于对数据采集过程中的数据质量问题以及数据质量管理理论,可以开发一套数据仓库后台管理系统,专门用于监控数据采集过程,发掘数据质量问题,定位数据异常,改善数据仓库数据质量。数据仓库后台管理系统主要包括三个方面,即查询系统设置、ETL数据逻辑维护和验证功能。系统运行操作流程是首先进行设置查询系统,再进行ETL设置维护,进而查看ETL校对验证结果。

通过监控系统可以查看系统的验证结果在差异列表中,根据不同的异常进行相应的处理。其他异常汇总表如下(见图6-6)。

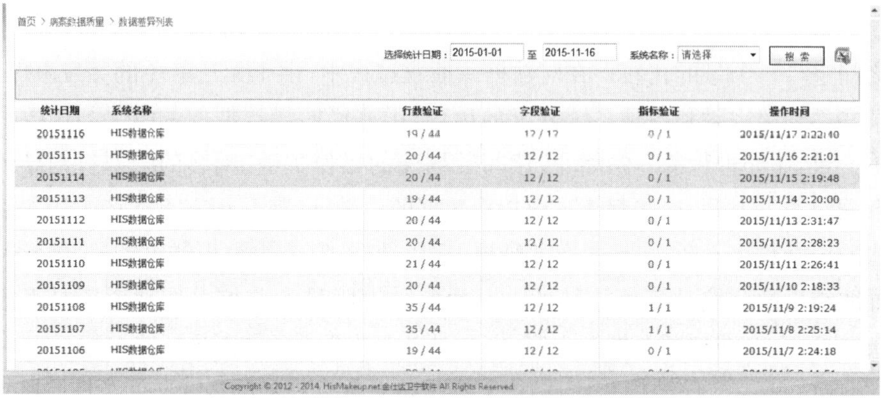

统计日期	系统名称	行数验证	字段验证	指标验证	操作时间
20151116	HIS特据仓库	19 / 44	12 / 12	0 / 1	2015/11/17 2:22:40
20151115	HIS数据仓库	20 / 44	12 / 12	0 / 1	2015/11/16 2:21:01
20151114	HIS数据仓库	20 / 44	12 / 12	0 / 1	2015/11/15 2:19:48
20151113	HIS数据仓库	19 / 44	12 / 12	0 / 1	2015/11/14 2:20:00
20151112	HIS数据仓库	20 / 44	12 / 12	0 / 1	2015/11/13 2:31:47
20151111	HIS数据仓库	20 / 44	12 / 12	0 / 1	2015/11/12 2:28:23
20151110	HIS数据仓库	21 / 44	12 / 12	0 / 1	2015/11/11 2:26:41
20151109	HIS数据仓库	20 / 44	12 / 12	0 / 1	2015/11/10 2:18:33
20151108	HIS数据仓库	35 / 44	12 / 12	1 / 1	2015/11/9 2:19:24
20151107	HIS数据仓库	35 / 44	12 / 12	1 / 1	2015/11/8 2:25:14
20151106	HIS数据仓库	19 / 44	12 / 12	0 / 1	2015/11/7 2:24:18

图 6-6　差异列表中的 ETL 验证结果

在异常汇总表中点击下钻,科研查询到具体的验证方法:

(1)行数验证,从源系统抽取数据的条数与数据仓库中条目数进行比较,看其是否相等。

(2)字段验证,管理的目标是验证抽取结果中该字段的计算和是否与源字段的记录一致。

(3)指标验证,源系统中指标与抽取到数据仓库中的指标进行比对,验证其指标是否一致。

第七章

DRG 信息系统在医疗服务绩效评价中的应用

第一节　医疗机构绩效管理与评价的价值

一、绩效的定义

绩效一词源于 performance 这个英文单词的中文释义,即执行、履行以及表现、成绩。绩效是一个专业术语,通常是指一个组织中的群体或个体在工作中的各项行为、表现、劳动成果及工作业绩和最终效益的统一体。绩效所体现出来的价值不仅体现在经济意义方面,而且还体现政治、社会以及伦理等方面的意义。绩效管理是一种系统的管理方法,是为实现组织发展战略和目标,管理者和员工就既定目标及如何实现目标达成共识的全部活动过程以及促进员工成功地达到目标的最佳管理方法。

医院的绩效管理是指医院在履行各项社会责任中,在追求医院内部管理、外部效应、经济因素,以及国家刚性规范与医院柔性管理等相统一的前提下,为实现医疗卫生事业的效益最大化制定医院的发展战略与目标,结合医院战略目标针对临床系统、门诊系统、医技系统和医院后勤人员,通过制定绩效目标和评价标准,组织实施,评价考核,奖罚兑现,最终达到既定目标的一系列过程。绩效管理包括绩效指标的设定、管理和实施、绩效考核评价、绩效反馈和应用等内容,其中绩效考核评价是绩效管理的核心环节,它通过绩效管理工具的运用,成为医院内部管理价值链的关键环节,促使医院管理水平不断提升。

二、医院绩效管理的基本原则

医院绩效管理应以全成本核算为基础,围绕医院的发展战略、工作指标、经济效益与社会效益进行,制定科学、规范、可行的绩效管理方案和绩效考核指标体系,并坚持以下基本原则:

(1) 公平、公开的原则:在全院公开各个科室、各个岗位工作的年度、季度及每月任务指标、各项工作的工作标准、考核标准、考核流程及奖惩办法。

(2) 客观、公正评价的原则:制定考核目标要客观,要以医院和科室的实际情况为起点,要有可行性。考核标准要规范一致,执行要严格,统计考核要做到公平、公正。

(3) 考核指标量化原则:通过量化指标比较,可直观反映科室经营效果,而且对量化指标的评价简便、易行,所得出的考核结果有事实依据。

(4) 考核结果及时反馈及应用原则:考核结果应及时进行反馈,并根据考核结果兑现奖惩承诺,针对绩效不佳科室及职工提出相应建议,做好职工与管理者双向沟通工作,使其目标一致。

(5) 实行院科二级核算原则:每年度把各科室经济、质量等考核指标下达给科室。每月、季度、年度进行统计,进行绩效核算,并与科室绩效工资挂钩,按照完成系数进行分配。各科室再把具体指标下达给小组或个人,根据职工完成工作的效率和质量进行科室内部二次分配,刺激职工的积极性。

三、现阶段医院绩效管理存在的主要问题

(一) 未建立完善的绩效管理体系

据了解,当前各大医院在实施绩效管理的过程中,由于对绩效管理缺乏深度认识,对医院战略管理缺乏了解,绩效管理与战略管理实施相脱节,战略目标或年度计划未被层层分解到各级部门和每个员工,容易导致员工行为与医院战略 mub1 相背离。现阶段一些医院单纯地将绩效管理工作认为仅仅是人力资源部门的工作,多是从人力资源管理的角度来看待绩效管理,仅是将年度考核和岗位考核展开绩效评价,未能建立起完善的绩效管理体系,绩效管理目标不明确,也未明确划分各职能部门以及各类工作人员在绩效管理工作中的职责与权限。医院内部管理关系混乱,各个岗位责权利界定不清,各级管理者和员工责任不明,绩效管理常出现"真空地带"。

医院管理者在制定绩效管理目标时,往往会忽略与员工的沟通环节,认为

员工无须参与绩效管理目标的制定中,只需要执行具体指标即可,不能将绩效管理目标的制定与员工的实际情况结合起来。此外,多数医院的绩效管理考核都是单向的,即对下不对上,缺乏医院、部门和员工的共同参与,管理者不能以身作则,这样容易导致员工产生不满情绪,不能调动员工的工作积极性和责任心。有时绩效管理目标的分解转化不一致,不能使员工对医院的总目标有个清晰的理解。这些都会对医院绩效管理目标的实现产生不利的影响,无法达到管理的良性互动。

要在持续沟通的前提下,将医院的战略、职工的绩效目标等管理的基本内容贯穿于绩效管理的始终。医院绩效管理目标的确定要体现全员参与的原则,由医院管理者和员工共同完成绩效管理目标的制定。只有建立起科学、全面的绩效管理系统,把医院所导向的绩效目标变为职工的自觉行为,才能实现医院的长远规划和战略目标。

(二) 绩效考核指标体系不够完善

绩效考评标准欠客观、不全面、不合理。虽然很多医院抛弃了完全主观的评价法,但由于设计指标时未能科学合理测算各分项指标所占权重比例及未能全面考虑实施过程中的各种影响因素,比如,考评者的心理因素导致的过宽、过严倾向,考评者与被考评人的关系,考评时使用的工具,方法是否设计合理等。导致采用的方法及其分项指标所占权重比例不科学,针对性不强,指标太过笼统,无法量化,不能真正反映员工绩效。或者考核指标太多太细,影响了员工的积极性,束缚了员工的工作能力的发展。细化考核指标,在一定程度上能做到相对公平,但当指标细化到工作过程中的每一个细节都能找到相应的规定要求,将会使员工产生厌倦感,造成工作程序僵化,影响员工工作积极主动性,降低员工工作效率。

大多数的公立医院将如何根据考核结果进行有效利益分配作为绩效管理最主要的出发点,只关注绩效成绩的量化,因而在绩效管理系统的设计中,更多地将注意力放在了如何确定绩效收入的发放金额,拉开收入差距上面。如果员工只注重利益的分配,而忽视绩效的提升和改进,则无法达到绩效管理的真正目的。现实中,由于过多地强调定量的绩效考核,导致医生开高价位的大处方、大检查、滥用抗生素等问题屡见不鲜。

(三) 绩效管理整体性未落实

绩效管理包括绩效指标的设定、管理和实施、绩效考核评价、绩效反馈和应用四个环节组成,只有这四个环节都能够有效地实施和运行,形成持续、整体的工作链,才能真正体现绩效管理在建立以明确的发展战略、主动沟通和激发员工内在积极性为特征的绩效文化方面的巨大作用。目前很多医院只重视绩效考核评价,不重视绩效管理工作链中的其他工作环节,忽视其他环节的重要作用,把绩效考核评价等同于绩效管理,更有甚者,把奖金核算等同于绩效考核评价,等同于绩效管理。

医院管理者缺乏对绩效管理的正确认识和理解,对绩效管理的本质理解出现偏差,绩效管理与绩效考核的概念混淆不清,致使在实施绩效管理的过程中陷入误区,认为欲达到医院绩效管理的目标,只要经常对员工进行绩效考核即可。实际上,绩效考核不等于绩效管理,绩效考核只是绩效管理过程中的局部环节和重要手段,它主要是用考核所得的数字用于判断与评估,重点是考核后的评价。绩效管理是现代的人力资源管理方式,它侧重于员工的信息沟通和绩效提高,将管理的重心放在了事先的沟通环节。将绩效考核和绩效管理等同起来,会导致医院管理者忽视绩效管理的其他环节。此外,员工的认知度也会受到医院管理者对绩效管理的认识程度的影响,若医院管理者对绩效管理认识不足,医院绩效管理的整体性得不到落实,将会使医院的绩效管理水平徘徊在较低的层次,不利于医院的健康可持续发展。

(四) 加强医院绩效管理的思考与建议

1. 健全医院绩效管理体系

绩效管理是一个复杂的系统过程,医院实行绩效管理,必须建立健全绩效管理体系。建立健全绩效管理体系,首先应加强绩效管理组织机构建设,配备高素质的专业管理人员,明确各级机构及人员的职责;其次要制定医院绩效管理的总体目标,医院绩效管理总目标应结合医院发展战略目标,从医院的实际工作情况出发,制定出符合医院实际情况的绩效目标;第三要根据医院绩效目标建立合理、量化的医院绩效考评标准体系;第四应加强绩效管理知识的学习培训工作,使职工正确认识医院绩效管理的含义,明确知晓个人在绩效管理工作中的职责与目标,积极主动地将职工个人目标与医院绩效目标结合起来,提升医院及职工的绩效。

2. 建立合理、量化的医院绩效考评标准体系

绩效考评指标的客观和量化是保证绩效考评全面公正以及数据连续可比性的基础。建立医院绩效考评指标体系,应遵循科学性、导向性、可比性、操作性和系统性5个基本原则,从客户因素、内部经营过程、员工的学习成长及财务指标四个层面出发,结合医院组织愿景和战略,通过关键绩效指标的确定,

将组织的战略目标具体化、现实化。同时应认真对待绩效管理中难量化要素的处理问题,区分不同层面的绩效管理,建立医院绩效考核体系,使医院管理者、各部门和员工就工作目标与如何达成目标形成承诺,不断交流沟通,并通过医院、科室、员工三者之间的互动,确保绩效管理的可持续进行。

3. 重视绩效考评结果的应用

医院绩效考评结果的用途包括:①利用绩效考评结果不断改进绩效目标,找出问题所在,以寻求解决办法,努力提高医院绩效;②利用绩效考评结果对人力资源进行规划,包括人员补充、培训、分配使用等,最大限度地开发和利用人力资源;③利用绩效考评结果对职工针对性强的培训,不断提高职工的专业知识、工作技能和工作效率,提高职工和医院的绩效;④利用绩效考评结果建立有效地激励机制,在效率优先、兼顾公平的前提下,结合绩效考评结果,适当拉开职工绩效分配差距,建立有效的激励机制;⑤利用绩效考评结果对部门、科室项目投资进行规划。

综上,在正确认识医院绩效管理概念的基础上,建立健全完善的绩效管理体系,制定绩效计划,明确绩效管理目标,建立合理、量化的绩效考评指标体系,加强绩效管理实施过程中的沟通与反馈,加强绩效考核,建立绩效反馈回路,重视绩效考评结果的应用,全面落实绩效管理的整体性,提高医院绩效管理水平,提高医院核心竞争力,促使医院向可持续发展方向发展,为我国深化医药卫生体制改革做出贡献。

第二节 新医改形势下对公立医院
绩效管理提出的新目标

随着医改逐步深入,各类管理部门也开始尝试新的管理机制。2017 年,人社部、财政部、国家卫生计生委、国家中医药管理局印发《关于扩大公立医院薪酬制度改革试点的通知》。通知中明确了"两个允许",即"允许医疗卫生机构突破现行事业单位工资调控水平,允许医疗服务收入扣除成本并按规定提取各项基金后,主要用于人员奖励"。同年,药品加成全面取消,医疗服务项目价格整体调整。

一方面是绩效天花板被强力突破,长期以来一直被低估的医务人员的劳动价值亟待回归;另一方面是医疗服务价格调整,原有以收入为绩效核算基础的绩效管理体系面临巨大挑战,开展绩效改革逐渐成为公立医院迎接医改的必选项之一。

2018年12月10日,国家医保局发布《关于申报按疾病诊断相关分组付费国家试点的通知》;

2019年1月30日,国务院发布《国务院办公厅关于加强三级公立医院绩效考核工作的意见》;

2019年6月5日,国家医保局发布《关于印发按疾病诊断相关分组付费国家试点城市名单的通知》;

2019年10月24日,国家医保局发布《关于印发疾病诊断相关分组(DRG)付费国家试点技术规范和分组方案的通知》;

2019年12月5日,医政医管局发布《关于加强二级公立医院绩效考核工作的通知》。

接连出台的一系列文件,从绩效考核和医保支付两个维度完成了DRG前期的政策引导。

基于此,从国家印发的一系列指导意见和不断加大的财政支出中,应能清醒地认识到,对公立医院开展综合绩效考评工作势在必行且刻不容缓。加强医院绩效管理成为医院经营管理工作中的重中之重,同时也向医院管理者就如何建立合理、量化的医院绩效考评标准体系,建立有效的沟通与反馈机制,以适应新医改形势下医院发展的要求,提出了新挑战。

一、医院绩效管理面临新的挑战和要求

医院绩效管理面临新的挑战和要求,这主要体现在以下几个方面。

(1) 精细化的绩效考核刻不容缓,无论是卫健委、医保局还是各级医院,精细化、量化管理手段要深入运用,尤其是各级医院,传统的考核方式将逐渐淡出视野,数据将成为绩效衡量的关键指标。

(2) 绩效考核不仅是核算方式改革,传统的收减支模式被彻底抛弃。医院内部"四统一"(病案首页、疾病分类编码、手术操作编码和医学名词术语集的统一)。医院要全面推进预算管理,加强内涵建设,推动公立医院综合改革和分级诊疗制度落地见效。

(3) 绩效改革统筹兼顾,作为绩效考核的基础和着力点,绩效改革必须紧紧围绕考核目标进行,科学合理设计绩效改革方案,既推动深化医改政策落地,凸显医院公益性,提高服务能力,又要充分调动广大医务人员的积极性,促

进收入分配更科学、更公平。

二、医院发展面临新的转型

随着社会经济的发展和技术的进步,医院自身发展也面临着新的转型,主要包括以下方面:

(1) 发展方式上由规模扩张转向质量效益发展。绩效考核引导医院从规模扩张发展模式,转向内涵质量效益型发展模式。三级医院要围绕 DRG 医保支付制度改革,提高医疗技术水平。

(2) 管理模式上由粗放的行政化管理转向全方位的绩效管理。绩效考核引导医院管理模式,用数据说话,通过加强信息化建设,用现代管理替代经验管理,提高精细、精准、精益的管理水平。

(3) 投资方向上由投资医院发展建设转向扩大分配提高医务人员收入。传统的三级医院主要的资金用于医院建设和设备购置,绩效考核引导医院,将资金更多地用于提高医务人员待遇,充分调动职工积极性。

(4) 服务功能定位由医疗服务数量型向医院功能定位转变。三级医院按照功能定位,主要提供急危重症和疑难复杂疾病的诊疗服务。绩效考核从目前的医疗服务数量型,引导向功能定位转型。

(5) 服务理念由"以疾病为中心"转向"以病人健康为中心"。绩效考核促使各级医院适应健康中国战略,转变服务理念。

总之,随着各地卫健委、医保局医改工作的不断深入,三级医院绩效考核工作将全面铺开,医改攻坚克难总攻战已经打响,只有与时俱进、未雨绸缪、练好内功、顺应时代潮流才能得到发展。

第三节　医院内部绩效与行政外部绩效的协同统一

通过 DRG 数据管理系统出院病案数据自动采集自动分组后,对医院出院病例按照疾病诊断相关分组进行精细化统计,比较出各评价对象在 DRGs 指标下的高低和变化趋势,为医院、科室、医生内部绩效评价、奖金分配、级别晋升等提供客观、科学的数据支撑。

一、绩效评价的分类

绩效评价按照评价人群的不同,分为以下 2 类:

(1)由卫生行政部门作为评价方,评价各级各类医疗机构,即我们常说的"外部绩效评价"。

(2)由医院内部管理人员作为评价方,评价医院不同科室、不同职级的医务人员,即我们所说的"内部绩效评价"。

二、政府的宏观调控与外部环境压力对医院发展的影响

1. 政府对医院发展的宏观调控

通过在行政管理层面建立可比较、可量化的考核指标体系,设定统一的考核规则和评价方式,用同一把尺子对各级各类医疗机构进行评价与督导,正确引导医院办院方向及医院内部联动,两者相互结合,相互促进,才能推动公立医院真正转变延续已久的运行机制,真正实现医疗机构的可持续发展。

(1)医院的可持续性发展离不开政府的宏观调控。各种医疗机构的经营活动形成了医疗市场,相比其他社会主义市场来讲,由于医疗市场的特殊性,需要政府有力的宏观调控才能保证医疗市场的有序运行。

作为政府来讲,已经从"办医院"转变成"管医院"。政府不直接参与医院的经营活动,但可以通过各种政策措施来引导医院向良性方向发展;对于医院来讲,只有积极主动地贯彻实施政府的政策,积极参与卫生系统的改革,才能在不断完善的医疗市场中占得先机。

在控制医疗费用方面,针对医疗费用不断上涨的情况,政府对几个重要的统计指标进行严格的控制和考核,如门诊人均费用、人均住院费用、平均住院日、规定的单病种费用增减幅度、药品比例等,通过对上述指标的定期检查,达到监督管理医院的职能。在财政补助方面,政府正不断加大对医疗卫生行业的投入,对医院的人才培养和科研等项目给予一定的经济扶持。

(2)政府的宏观调控,是规范医疗市场的必要措施。这些措施为建立健康的医疗市场提供了行政保障。作为政府,为医院不断提供发展契机是其管理职能的一部分,而对于医院,政府为我们提供了良好的外部环境,我们就应该珍惜和利用,使医院得到不断的发展。

2. 外部环境的压力对医院发展的积极影响

(1)医院的发展必须和外部环境相协调,随着我国卫生体制改革与卫生

产业化进程的深入,社会对医疗服务的需求行为及支付方式的改变对医院经营管理影响巨大,医院的经营策略与外部市场政策环境是否协调将成为医院可持续性发展的关键。

对于医院来讲,除了上面阐述的政府宏观调控外,外部环境主要还包括人民群众对医疗服务的需求以及保险机构介入对医院的影响。人民群众对医疗服务的需求直接决定了医院的生存和发展,随着社会经济的发展和人民生活水平的提高,人民群众对医疗服务的要求也在不断提高,这样一来就形成了人民群众日益增长的对优质医疗服务的需求同相对短缺的优质医疗资源之间的矛盾,医院是解决这一社会矛盾的排头兵。如何解决这一矛盾,医院可以通过提高医疗质量、改善服务态度、依靠科技进步等措施,从"一切以病人为中心"的角度出发来解决。总之,医院应该根据社会的需要、人民群众的需要、医疗市场的变化,不断调整自身的经营策略。只有以发展的眼光制订自身的经营策略,主动适应外部行政环境,才能使医院得到不断的发展。

(2)医院面临医改新时代压力,加之内部绩效分配不均带来的矛盾叠加,倒逼医院绩效管理必然从刺激"粗放式规模扩张发展模式",转向"内涵质量效益型成本管控发展模式"。因此,医院的绩效管理的改革在面临新形势、新政治、新问题时必须有的新思考。

① 新形势:即医保基金的有限性,与民众对健康医疗美好需求的无限性矛盾,与医院对收入驱动无限性矛盾。伴随着人口老龄化及疾病谱变化,三者之间的矛盾日益突出,"看病贵"的呼声和医保基金串底风险大增。

② 新政治:即破除公立医院趋利性回归公益性,成为当前医改的主要目标。医疗涉及广大人民群众的民生,涉及社会和谐安定,控制医疗费用增长保民生是最大的政治。

③ 新问题:即医院绩效面对不允许与收入挂钩的政策高压红线,政府强化对医院药占比、耗材比和均次费用等公益性指标考核,但医保支付制度改革、社会办医的蓬勃兴起、医生自由执业、医院医技检查盈利业务拆分、药材零加成及两票制、分级诊疗制度推行等一系列问题都摆在面前。

外部环境的压力是对医院行为和体制改革的效果产生深远影响的关键因素。医院绩效评价实际是公立医院改革的一个主要产物,因此医院绩效评价的力度和深入程度受到政府行政职能支持力度的影响,同时也受到医疗卫生体制改革的促进。医院作为卫生系统的重要组成部分,医院绩效的评价应该按照整个卫生系统绩效评价的战略方向进行。

第四节 DRG 在医院绩效管理评价中成为行政管理者的有效抓手

一、DRG 概念本身具有的评价优势

DRG 之所以能受到国家卫健委的大力推荐和各大医院管理者的认可,是因为 DRG 有其独有的概念优势和技术优势。

DRG 的主要特点是以病例的诊断和(或)操作作为病例组合的基本依据,综合考虑了病例的个体特征,如年龄、主要疾病、并发症和合并症,将临床过程相近、费用相似的病例分到同一个组(DRG)中。DRG 属于一种综合体系,与其他管理理念相比,着重分析了不同疾病的严重性及复杂性,将医疗卫生机构的实际医疗需求及相关资源在诊疗过程中的使用状况作为关注的热点问题,在医疗服务绩效评价、医疗费用管理等方面均有着比较深入的应用。

医疗机构服务范围的差异性是造成各机构之间没有可比性的主要原因。DRG 系统是在医疗大数据的背景支持下,将病人按照诊疗过程与资源消耗相似度进行分类,对数据进行标化,使医疗指标既保留了数据真实性又具有可比性,大大提高了评价结果的可靠性。同时,DRG 绩效考核系统的维度包含了医院医疗服务范围、能力、学科建设以及质量安全等多个方面,能较为综合地判断和对比区域医疗差距、医院能力差距、学科建设差距以及病种质量差距,由于其具有客观性、可比性、科学性、真实性及公平性等概念优势,因此,不论从省市级卫生行政管理部门的宏观管理还是到医院的微观管理,DRG 都为医疗质量的评估提供了一个好方法。其特有的技术优势主要表现在以下 5 个方面:分组器优势、权重计算科学优势、手术分级优势、单病种分组器和重点病种分组器优势。

DRG 数据分析平台的总体特点是多层次、多角色、多维度的 DRG 统计信息展现。通过 RW、CMI 等诊疗难度指标,以 DRG 分区域、医院、科室、医务人员为分析对象,分别计算出其各自对应 RW 和 CMI 值。分析不同区域、不同级别类型医院、科室、医务人员的 DRG 组分布情况,并基于 CMI 值对医疗服务质量、效率、安全等各项指标进行横向和纵向的对比,分析 CMI 变化原因,引导医疗机构进行医疗资源结构优化调整。

DRG 出现的根本原因之一，就是让医疗效率可比较。不仅是病种之间的比较，也是科室、个人之间的比较。而医院的专业水平和医疗服务效率水平是临床科室与医生个人水平的集中反映。医保 DRG 支付与公立医院绩效考核中 DRG 相关指标，将极大地改变医院服务效率、科室经营和医生个人收入的计算方式。

二、DRG 数据来源的客观性和评价公平性弥补了绩效管理核心环节的缺憾

尽管医院绩效管理是一种非常有效的管理模式，但是这项工作本身还存在很多需要完善的地方。目前认为阻碍绩效管理工作开展的原因在于绩效管理的核心环节——绩效评价体系不够完整，除了评价指标选择及权重的确立等"技术性障碍"外，更主要的是绩效评价现存的不公平性。

这种不公平性主要表现在客观评价指标占比较少、数据来源获取不易及信息不准确上，最终导致评价结果的不公平性。如果绩效结果不公平，不仅不能有助于改善被评价对象的经营管理，反而会造成一定的负面影响，难以调动医务人员的积极性，评价结果反而造成了低效率和各种资源浪费现象的发生。建立以 DRG 为核心的医疗质量评价体系，更能深入反映不同医院、科室之间的技术难度和风险程度差异，打破了医院间、科室间评价的壁垒，使评价结果除了具备有效性、安全性、及时性外，更具有公平性。

三、信息化手段帮助管理走向精细化

以往的卫生行政绩效考核评价，普遍存在以实地考核为主、主观考核较多等问题，既难以很好地发挥考核监督的实效，又大大增加了卫生管理部门和各级医疗机构的负担，制约了卫生行政部门管理水平，已不能顺应医疗卫生体制改革的发展要求。借鉴国外发达国家和国内先进省市绩效管理经验，充分利用信息数据监测及统计分析，是公立医院综合绩效考核评价客观性、公平性、真实性的基本保障和促进公立医院可持续发展的技术支撑。此外，对数据的深入分析挖掘，也是我们的管理方式从应急式走向预警式、从粗放的感性管理走向精细的量化管理的重要路径。

四、DRG 是内部绩效评价和外部行政绩效和谐统一的纽带

基于以上 DRG 的概念优势与技术优势、数据来源和分析结果的可靠性和

客观性,评价导向符合当前国家对医疗卫生行业的定位及要求,造就了行政决策层面的关键业务核心指标能够量化至各级医疗机构,从行政决策层面至医院微观质控管理层面,可以通过建立可比、可量化的考核指标体系,设定统一的考核规则和评价方式,用同一把尺子对各级各类医疗机构进行评价与督导,正确引导医院办院方向,同时引导医院发现自己的竞争优势,逐步引导医疗机构从传统的偏重数量增长模式转向强调以改善质量为目标的可持续性发展。

第五节 DRG 在绩效管理评价中的具体运用

一、基于 DRG 的卫生行政部门医疗管理综合评价

(一)公立医院绩效考核中 DRG 应用

2015 年 5 月,国务院办公厅出台了《关于城市公立医院综合改革试点的指导意见》(国办发〔2015〕38 号),同年 12 月,国家卫生计生委(现国家卫健委)、人力资源社会保障部、财政部、国家中医药管理局联合下发《关于加强公立医疗机构绩效评价的指导意见》(国卫人发〔2015〕94 号),两份国家层面的指导意见都明确提出卫生行政部门要建立以公益性为导向的考核评价机制,突出功能定位、定期组织公立医院绩效考核以及院长年度和任期目标责任考核。刘延东副总理在 2017 年全国医改工作电视电话会议中也提到,国务院医改办、国家卫生计生委(现国家卫健委)要围绕公立医院绩效改革任务赴各省(区、市)督查、验收。

应国家要求,各地卫生行政部门纷纷开展对公立医院的绩效考核评价工作,出台综合绩效考评方案。政府绩效评价具有很强的导向功能,评价指标的设计要遵循量化、客观的原则,要把能够反映战略性、政策性的具体内容作为遴选指标的依据。可以说,评估指标的选择是整个评估过程最为重要也最为困难的工作,推进绩效评价指标体系设计的理论研究与探索,有利于政府绩效评价的常规化和规范化。

在 DRG 系统的帮助下,卫生行政管理部门可以对不同的医疗机构和诊疗专业进行较为客观的医疗质量、服务绩效评价比较。各区、市完成本辖区内住院病案首页信息采集与报送工作后,可利用诊断相关疾病组分组的方法,对医

院开展服务绩效等相关评价。指标设计围绕医院业务能力、医疗服务水平、医疗服务效率、外科能力、重点病种和医疗安全这六方面开展。同时，因 DRG 考核指标意义不同，对各级各类医疗机构按照不同的级别、不同类型配以不同的 DRG 指标权重值进行考核，确保医疗机构的功能定位与考核导向的一致性。随着卫生行政部门对 DRG 数据需求的不断提升以及在不同时期对各级医院监管侧重点的变化，DRG 分析考核指标及权重也可以进行相应的更新。此外，DRG 数据分析对省级层面的评价还能体现以下几方面内容：各区域的医疗服务能力对比，医疗资源的使用程度，各医疗机构整体医疗服务水平的排名，某些二级医院赶超三级医院现象以体现服务的可及性，某些社会办医赶超公立医院以体现服务的多元化，还能对全省年龄结构、恶性肿瘤分布情况、高危病种、异地病人诊疗情况、专科发展整体情况及诊疗集中性、不同区域间同一病种诊疗的差距等进行细化分析。

（二）等级医院评审中 DRG 应用

为促进三级综合医院不断提高医疗技术水平，保证医疗质量和安全，改善医疗服务，早在 2011 年，卫生部（现国家卫健委）办公厅下发了《关于推广应用疾病诊断相关分组（DRG）开展医院评价工作的通知》，明确提出应用 DRG 开展医疗机构绩效服务评价工作，并相继推出《三级综合医院评审标准实施细则》、《二级综合医院评审标准实施细则》及部分专科类医院评审实施细则。

等级医院评审是一个系统性评审工作，其意义在于促进专业技术发展，建立科学完善的医疗质量体系，不断提高服务水平，实现医院的可持续发展，这与 DRG 数据分析的指标意义是相同的。评审要求中前六章主要是考察各类制度、体系的建立和完善以及政策要求是否达标，较少涉及一些指标的计算，而第七章则集中了能体现医院等级分类的重点数据，虽然目前最新版的等级医院评审实施细则还没有出台，但许多省市已经利用 DRG 开展数据信息的收集和分析工作，例如对重点病种、重点术种技术能力进行评价。在 DRG 评价中，术种和病种的定义更加明确，而非简单地把 ICD 编码中的某一段作为某种病种，或者作为定义不清的病种名称。数据信息的提取也更加精准，范围更加全面，只要是病案首页中可以提取到的数据信息，通过专业的数据分析都能进行进一步了解数据，掌握隐藏在数据背后的诊疗信息。

以往等级医院评审工作需要依靠大量专家以现场审核的形式完成评审工作，但在 DRG 的支持下，去除了很多主观填报的内容给予的不精准、甚或错误的信息，同时也能够通过 DRG 数据分析数据量和技术难度，来验证医院填报材料中的真实度。更重要的是,大大节省了专家进行现场评审所耗费的人力和时间成本。

(三) 分级诊疗中 DRG 应用

2015 年国务院办公厅发布《关于推进分级诊疗制度建设的指导意见》(国办发〔2015〕70 号),指出建立分级诊疗制度是合理配置医疗资源、促进基本医疗卫生服务均等化的重要举措,是深化医药卫生体制改革、建立中国特色基本医疗卫生制度的重要内容,对于促进医药卫生事业长远健康发展、提高人民健康水平、保障和改善民生具有重要意义。为贯彻落实《中共中央关于全面深化改革若干重大问题的决定》和《中共中央、国务院关于深化医药卫生体制改革的意见》精神,开展并推进分级诊疗制度建设工作。

在分级诊疗中,要求明确各级各类医疗机构诊疗服务功能定位。城市三级医院主要提供急危重症和疑难复杂疾病的诊疗服务。城市二级医院主要接收三级医院转诊的急性病恢复期病人、术后恢复期病人及危重症稳定期病人。县级医院主要提供县域内常见病、多发病诊疗,以及急危重症病人抢救和疑难复杂疾病向上转诊服务。基层医疗卫生机构和康复医院、护理院等(以下统称慢性病医疗机构)为诊断明确、病情稳定的慢性病病人、康复期病人、老年病病人、晚期肿瘤病人等提供治疗、康复、护理服务。依据医院的收治对象来明确各级各类医疗机构诊疗服务的功能定位,从根本上说是基于病种服务范围来判断各级各类医疗机构是否符合其相应的诊疗服务功能定位。能够对就诊人员病种范围进行精确的数据分析是 DRG 的优势。通过对某地区范围内各级各类医疗机构病案首页数据的收集,可以分析出每一家或者每种、每级医疗机构其病种的构成,并且包括以病种为主线的年龄、性别、付费方式、住院时间、住院费用等信息的再次挖掘。可以说,以 DRG 为支撑的分级诊疗数据分析,是目前最为精准、数据最为客观、全面且可比的一种分析方式。

同时,DRG 数据分析对分级诊疗中提出的完善医疗资源合理配置机制,强化区域卫生规划和医疗机构设置规划在医疗资源配置方面的引导和约束作用,制定不同级别、不同类别医疗机构服务能力标准,给予政策信息,以便卫生行政部门通过数据反映出的信息,指导开展行政管理、财政投入、绩效考核、医保支付等激励约束措施,引导各级各类医疗机构落实功能定位。通过对 DRG 指标的考核及评价,引导三级综合医院控制数量和规模,建立以病种结构、工作效率为核心的公立医院床位调控机制,严控医院床位规模的不合理扩张,逐步减少常见病、多发病复诊和诊断明确、病情稳定的慢性病等普通门诊,分流慢性病病人,缩短平均住院日,提高病房运行效率。

(四) 省市级 DRG 简报发布

DRG 数据分析平台可以提供专门针对省、市级卫生行政部门层面的各级各类医疗机构分析模块,主要包括:医院数据情况查询、上报数据质量情况、医疗服务能力分析模块、诊疗难度分析、外科能力分析、重点病种及术种分析、专科排名等。通过对全省及各市、区、县的数据范围进行分析,可以得到相应总体范围内的、具有可比性的、数据信息一致的分析结果。并且通过对简报中的各项指标数据进行综合排名、各指标排序等多种展现形式,可引起相关医疗机构的重视,从而促使各医疗机构按照指标导向开展技术服务能力的竞争,以落实国家对不同医疗卫生机构的功能定位。也就是说,引导医院自行开展与卫生行政部门所构成的外部绩效评价导向一致的内部绩效评价方向。

二、基于 DRG 的临床质控中心管理评价

(1) 对各省级临床质控中心开展基于 DRG 数据分析,引导医院以重视临床技术服务为主的发展方向。对各省级临床质控中心开展基于 DRG 数据的分析,将行政政策导向性通过质控中心传达至各专业。准确针对本专业各类病种在各区域和医院不同年龄、性别、死亡率、住院次数、离院方式等进行深层次挖掘,提供精细化的病种分析结果。

(2) 通过对各临床质控中心的数据进行纵向对比,对各质控中心进行能力评价,构建以质量为核心的医院良性竞争氛围。医疗质量控制中心是对各医疗机构履行医疗质量控制、监督与管理的职责,其目标在于提高医疗救治能力及医疗质量整体水平。通过对质控中心既往几年数据的对比性分析,帮助行政决策层了解质控中心的发展趋向,同时数据分析结果也能验证质控中心职能开展是否扎实落地。DRG 数据指标 CMI、RW、中低风险死亡率、DRG 总量、组数等指标均能按照病种索引开展相应的数据收集和分析。因此,能准确为质控中心成员及管理决策层提供数据分析结果,大大提高了评价的可靠性。

DRG 数据的信息化来源可以满足临床质控中心对质控情况的实时监控,而在没有 DRG 数据分析库之前,是无法做到这一点的。质控中心对质控情况的实时监测有利于对数据异常的相关医院进行及时沟通,并对纠偏后整改落实情况进行跟踪、反馈,必要时可立即开展现场督促、核查与指导,极大地提高了临床质控中心的质控能力。

三、基于 DRG 的医院绩效管理评价

(一)各医院整理绩效管理评价简报

在省级层面,通过 DRG 数据分析结果形成的简报,能有效引导医院按照省级层面对医院的功能定位开展内部绩效考核与评价。医院会积极主动找到与同级别、同类型医院的差距,分析原因,制订主要质控目标,再将质控目标分解至各临床科室,从而形成院级层面的质控体系。重要的是,在这里,院级质控体系与质控导向性,完全符合国家、省级及市级医院管理机构对医院的引导方向和定位,且数据来源都是一致的,病例的入组情况一致,进而对数据分析结果也一致,不会产生以往建立在主观评价基础上的结果矛盾的情况。

医院平台版 DRG 是专门为各级医疗机构设定的基于 DRG 数据分析的平台,其指标罗列、意义均与省、市级 DRG 数据分析路径一致,并且在数据分析模块方面更全面。例如,对 CMI、RW 及三四级手术提供了在以省级同级别类型医院为总体范围内的排名。例如,不仅对医院的病种结构有所分析,还有各科室的病种结构分析,能精准指导临床各科室,促进其了解自身病种结构及相应权重,以便科室调整病种结构,进而调整收入结构。再如不仅有科室主任的 CMI 报表分析,还有主治医生和医生级别的 CMI 报表,通过 CMI 报表,充分暴露了临床科室的梯队建设是否合理、三级医生制度落实情况,给科室进行绩效二次分配提供了有力的依据。

(二)帮助医院实现精细化管理

精细化管理是当前背景下医院开展内部管理工作的核心理念,通过良好的管理,可以有效提升医疗服务的质量。将 DRG 应用在医院精细化管理中,能够进一步加强医疗费用管理,规范医疗服务行为,提升医院的医疗效率和服务质量,在医院的发展中扮演着非常重要的角色。

从目前来看,在医院管理中引入 DRG 是非常必要的,它对提高医疗质量和服务效率发挥着非常显著的导向作用和制约作用,同时规范了医疗费用的支付方式,控制了医疗经费的增长速度,优化配置了医疗资源。通过 DRG 的分组,可以针对不同类型的病人开展不同的管理,提供不同的服务,确保了管理与服务的效果,同时能够实现同质病例的评估,对医疗服务绩效进行考核,进一步保证了评估结果的准确性和可靠性,在提高医院的服务质量和服务水平方面效果显著。

对于医院而言,应用 DRG 能够有效提升管理的精细化水平,保证管理效

果，而且在保证医疗卫生服务质量的前提下，实现对于医疗经费增长的有效控制，确保了医疗卫生资源的高效利用。DRG 不仅考虑了病人的疾病类型，而且考虑了疾病自身的复杂程度、医院的类别、区域平均薪资水平等，可以综合各种卫生支付方式存在的不足，形成一种在当前条件下相对合理的支付方式，实现对经费的有效控制。

以 DRG 分组为基础，实现 DRG 统计分析、基于 DRG 的业绩考核和质量评价等功能。DRG 通过对医院内部指标的评价与考核，客观反映了不同科室及工作人员的工作量、医疗质量、诊疗技术难度、诊疗风险等多方面差异，进而帮助医院调整病种结构，优化资源配置，加快专科能力建设，应对医保支付方式改革。在人员激励上，DRG 数据分析结果可以引导医务人员规范医疗行为，改善工作态度与业务能力，达到全面提升医院的运行效率和服务水平的目的。

具体运用主要体现在：

（1）比较院内相同科室之间的差距，提供分立与合并的政策指导意见。也可以通过分析相同科室的病种结构，对同一 DRG 组的病例进行差距性分析，构建相同科室的良性竞争。

（2）为医院提供亚专科发展建议。通过医院或科室 DRG 组在 MDC 中的覆盖率，帮助医院拓展诊疗广度，协助科室发现可以涉足的亚专科。

（3）各医院对各自专科发展领域进行客观且进行可比性的差异对比，可确定发展定位，确定赶超对象和领域。

通过 DRG 数据分析结果显示的省、市级排名，可有效帮助医院寻找赶超指标、赶超对象和赶超专业。

（4）省级对公立医院各项改革措施的引导最终将落实到各医院的微观质控评价结果中，即临床专科发展。

（5）形成院科两级综合绩效考核体系。医院可以结合自身的实际情况，将 DRG 作为基础和前提，融合相应的理论方法，构建 DRG 结构式评价法。通过分析临床科室医疗服务绩效评价结果，将科室的工作量、工作质量、工作难度、成本控制成效以及急危重症数量等进行综合考虑，完善相应的评价指标体系，结合统计学的相关理论和公式，进行评价和分析，为医院中的每一个科室计算出一个量化分值，以此为依据进行临床科室工作成果的评价。这样，不仅能够了解每一个科室的工作状况以及取得的成效，还可以在相同科系之间进行对比分析，找出存在差异的原因，更可以解决不同科系之间医疗质量评价以及服务能力评价的问题。

（6）利用 DRG 医疗服务产出指标，推算院科两级人均权重，不仅可以非常直观地反映医院的医疗服务能力和服务效率，而且可以有效合理分配人力资源，以此为核心构建相应的绩效指标，可以对医院的整体管理水平、工作质量、医疗护理技术水平以及医患双方利益进行评价，意义重大。

（7）促进医院平稳发展。在 DRG 中，绩效考核基础数据来源于每一位出院的病人，综合体现整个医疗服务过程。医院医疗服务绩效评价结果可以对医生进行引导，使病人能够得到最好的治疗，在最短的时间内康复。同时，结合统一的目标，强化医院的整体管理效果，促进医院的稳定健康发展。

蒂托·A·康蒂等在《21 世纪的质量》一书中提出，质量是满足永续经营和取得核心竞争优势的需要。我国医院质量管理正朝着专科化和以单病种质量控制为代表的微观化方向发展。专科化等微观化方向是医院间质量评价具有可比性的实践基础。科学的质量评价是进行有效质量管理的关键环节。研究目前国内外医院质量评价的实践，可以看出，医院质量评价从原来的以医院整体作为评价对象，逐步发展为将临床专科作为质量评价单元，并重点研究单病种质量控制方法。微观化方向是在不同医院间进行质量比较和评价的实践基础。因此，临床专科的评价体现的是行政策略与医院绩效统一导向的最终结果。

通过平台对临床专科的临床服务能力排名，帮助相应科室了解自身专业所在水平，找出差距，才能弥补不足，从而引导本地区临床专科的积极发展。

由卫生行政部门到临床质控中心，从医院绩效管理到临床专科发展，这一系列统一指标的设定，打造内外部绩效环境统一性，从而保持政策靶向的一致性。面对新的发展环境，医院应该及时更新观念，加强认识，从自身实际出发，提升管理能力和管理水平，逐步实现精细化管理。将 DRG 应用到医院精细化管理中，可以保证管理效果，而且在保证医疗卫生服务质量的前提下，提高医疗服务绩效能力、效率与质量安全，实现对医疗经费增长的有效控制，提升医院的整体实力，促进医院稳定发展。通过 DRG 绩效管理模式的成功运用，卫生行政管理部门、质控中心、医院、科室、临床专科及个人做到了目标同向，行动同步，整个医疗闭环系统充满生机，具有强大的凝聚力和向心力，保障了医疗机构的健康快速发展。

四、基于 DRG 的医院支付方式的转变

DRG 作为按病种打包付费的分支，是当今世界公认的比较先进的支付方式之一。近年来，我国也陆续出台多项政策，在全国范围内推广应用 DRG。2016 年 11 月，中共中央办公厅、国务院办公厅转发《国务院深化医药卫生体制改革领导小组关于进一步推广深化医药卫生体制改革经验的若干意见》（国医改发〔2016〕3 号），提出全面推进支付方式改革，逐步减少按项目付费，完善医保付费总额控制，推行以按病种付费为主、按人头付费、按床日付费、总额预付等多种付费方式相结合的复合型付费方式，鼓励实行 DRG 方式，逐步将医保支付方式改革覆盖所有医疗机构和医疗服务。2016 年 12 月 27 日，国务院印发《"十三五"深化医药卫生体制改革规划》（国发〔2016〕78 号），提出深化医保支付方式改革，健全医保支付机制和利益调控机制，实行精细化管理，激发医疗机构规范行为、控制成本、合理收治和转诊病人的内生动力。2017 年初，国家发改委又发布《关于推进按病种收费工作的通知》（下简称《通知》），要求各地方二级及以上公立医院都要选取一定数量的病种实施按病种收费，城市公立医院综合改革试点地区 2017 年年底前推行不得少于 100 家；同时，《通知》公布了 320 个病种目录，供各地推进按病种收费时选择。2017 年 2 月 20 日，财政部、人社部、卫生计生委（现卫健委）联合发布通知，要求实施基本医疗保险支付方式改革，统筹地区要结合本地实际，全面实施以总额预算为基础，门诊按人头付费，住院按病种、疾病诊断相关分组（DRG）、床日付费等多种方式相结合，适应不同人群、不同疾病及医疗服务特点的复合支付方式，逐步减少按项目付费，将支付方式改革覆盖所有医疗机构和医疗服务。建立健全"结余留用、合理超支分担"的激励约束机制，激励医疗机构提高服务效率和质量。

五、利用 DRG 进行成本控制和质量效率评价

DRG 精细化绩效管理体系在提升质量内涵建设、有效降低病人医疗费用及提高医院运营能力等方面具有明显的同业竞争力和社会影响力。

精细化管理是医院为了提高医疗质量、控制医疗成本、降低病人医疗费用，从而提升医院运营效率的强有力手段。通过绩效与年绩效奖金分配方式以 DRG 为切入点，把绩效管理细化到每张床、每个病人及每名医务人员，从提供服务的数量、质量、费用、成本核算开始进行绩效考核，充分发挥每一名医务人员的主观能动性，进而实现医院的战略目标。依据疾病分组情况，最终选定

部分成本指标用于 DRG 成本控制的考核与监管,并最终确定每一个成本项目的核算口径。然后确定 DRG 质量效率考核指标进行考核。开展运用 DRG "费用消耗指数"考核次均住院费用增长率及医保次均费用增长率指标,通过与该疾病组历史最低值进行比对和计算,确定该项指标考核结果的奖罚依据。同时,运用 DRG"时间消耗指数"对出院病人平均住院日、术前平均住院日进行考核。

医院医疗成本逐年增加,其主要原因如下:人力成本增加;一次性材料、用品费用增加;管理成本增加;各种材料、试剂等涨价;大型设备检查设备消耗品、维修费用上涨。这些都与医院的绩效管理密切相关。DRG 成本指标是将成本计算分摊细化到每位出院病人。该病人诊疗方式的选择、药品卫材的使用及住院天数将决定成本指标的完成情况,可有效控制就诊资源的浪费。

六、利用 DRG 建立医师评价模式

传统医务人员评价模式存在注重科研教学能力、忽略临床能力的问题。通过 DRG 结算模式,运用信息化手段,可以对医院医务人员的工作量、工作质量进行统计分析。通过合理设置评价指标权重,将分段评价与个体评价相结合,把业务能力评价结果与岗位聘任、薪酬、职称晋升、评先评优等挂钩,顺应了国家提出的淡化科研评价、重视医务人员临床服务能力评价的政策号召。

把 DRG 分组平台作为风险调整工具,并使用 DRG 绩效评价平台的指标对医师团队的医疗质量进行评价,能够真实反映临床医师的医疗质量。所以在国家提出淡化科研评价权重,重视医疗能力评价的背景下,对省、市级医院建立 DRG 医师评价模式的探讨尤为必要。

DRG 数据分析平台每月提取出院病人病案首页上的相关信息,测算形成各医师本月 DRG 各项指标值。这种连续快捷的测算模式,能公平、公正地体现临床医师的工作量、工作质量和工作效率。但是此模式在运行中仍存在以下一些问题。

(1) 存在未提取到的工作量等评价信息失真情况。DRG 各项测算指标仅涉及出院时病案首页信息,不能通过分段提取病人住院的各个节点信息来测算。对于发生转科、多科协作的病例,提取到的数据都划归到出院的科室和医生,对转科前及多科诊治的医师显得不公平。在病人住院期间付出劳动的其他科室和医生的工作量无法体现,特别是重症医学科、卒中单元、新生儿等科室的部分工作量无法体现在 DRG 中,因此,月末提取到的工作量等评价信息

存在着失真。

（2）对人才岗位聘任、职称晋升、评先评优排序有不公平情况。DRG指标仅能评估有出院病人的临床医生，对其他医技岗位及因各种原因未管床的医生不能提供考核和评价数据。那么，在对人才进行岗位聘任、职称晋升、评先评优排序时就存在无法一致评价的问题。

推广DRG模式对人才进行评价是时代发展趋势，具有科学性和操作性强的优势，克服了传统人才的评价模式只能对科研进行量化却无法对临床能力量化的难题，营造出了积极向上的人才激励氛围。该模式的政策导向也十分明确，即医生要具备过硬的临床实践能力，这也是老百姓的福音。综上，DRG人才评价各项指标如何取舍、如何确定权重是考核评价是否公平公正的关键。

（1）合理设置总权重，这是对医生收治病人数量和难易程度的综合体现，能更精准地反映医生的总工作量。总权重指医生收治每一例病人的权重值和入组病人数量的乘积。该指标可按全院（或各专科）排名由高到低赋予不同分值。

（2）合理设置CMI，这是对医生收治病例的平均技术难度的指标。病例组合指数（CMI值）指医生收治所有病例权重值总和除以入组病例数。指标可取全院中位数，按中位数以上及以下分别赋予不同分值。

（3）合理设置时间效率，以反映医生治疗同类病例的时间长短。时间效率指医生收治每个DRG组病人例均住院时间与分组器预置全样本例均住院时间的比值。基准值为1，大于1为负向，小于1为正向。这个指标可结合费用效率指数综合考核。

（4）合理设置费用效率指标，反映医生治疗同类病例的费用高低。费用效率指数是医生收治每个DRG组病人例均费用与分组器预置全样本例均费用的比值。可以结合时间效率指数综合考核，时间效率指数低、费用效率指数低为最佳，两者均高为效率最低。也就是说，医师诊治的病例人均费用低且住院天数短者，那么在人才评价时应该取得较高的分数。

（5）合理设置低风险死亡率指标，以反映医生诊治病人的质量安全水平，测算各医生收治的处于低风险病人组别的病例发生死亡的概率。可按例次赋予负向分值，也可按死亡率排名赋予不同分值。

通过DRG组数测评使个体评价更精准。医生收治病例分布的DRG组数量，反映该医生的诊疗技术范围。可按组数排名由高到低赋予不同分值，做好个体评价，同时在专科细分和要求专病专治的情况下应该逐步降低DRG组数测评的权重。传统的人才评价模式存在着考核形式僵硬、绩效评估体系缺位、激励机制不健全、员工积极性不高等问题。通过 DRG 人才评价模式,可以量化医生诊疗疾病的种类、严重程度、工作量和工作质量,做到客观评价其临床技术水平。按照新的评价模式对医务人员实践能力评价,将结果应用于岗位设置、工资晋级、职称晋升等方面,优秀者得以通过评价脱颖而出,避免以往人员聘用随意无法量化的问题,同时也可通过绩效管理提升员工的职业价值感。

第六节 影响 DRG 在绩效管理评价中运用的几点问题

DRG 既是一个管理工具,又是一个综合系统工程,DRG 的应用和实施涉及多个部门。开展这一工作需要建立一把手总负责,分管领导亲自抓,医务科、病案科、医保科、核算科、计算中心等协调配合的工作机制。医院相关工作人员熟悉 DRG 数据采集的内容和运作机制,才能有利于各相关部门各司其职、通力协作,更好地推进医院 DRG 应用取得更好的成效。

我国的 DRG 应用起步较晚,同时医疗环境复杂,DRG 的应用和实施面临诸多实际问题,最典型的表现为以下几个方面。

1. 存在医务人员对疾病编码掌握不准确的情况

经过分析分组器测算的数据发现,由于信息系统调试、病案首页人员信息不准确等导致医师工作量数据存在错误的情况。问题的产生既有疾病种类多且并发症复杂不好归类的困扰,也存在着医务人员对疾病编码掌握不准确的情况。

2. 病案首页填写问题

DRG 是通过病案首页中的大量信息进行分组的,若关系到分组因素的信息没有填写准确或者填写完整,都将产生无法入组的情况。同时,病案首页中的其他数据若没有填写完整,也严重影响着后续数据挖掘。所以应严格按照《住院病案首页数据质量管理与控制指标(2016 版)》的要求对医生做好培训,严格按照疾病诊断标准对疾病进行编码,确保病案首页数据的准确性和完整性。

3. 信息化问题

信息化在医院绩效管理中起到至关重要的作用,因为在绩效管理的各个阶段都需要用信息化手段来进行设定、分析、测算等工作。出院病例若没有信息化或者信息化水平过低,都非常影响 DRG 数据的采集,数据来源出现问题,将无法开展后续数据分析。

　　DRG 作为国际公认的先进管理工具,在各区域及各级医疗机构落地时,应充分考虑到上述问题,探索建立行之有效的管理体制。作为区域平台,可以充分考虑本区域特点,既不可故步自封,又要因地制宜地发展,各级医疗机构应采用统一的客观评价标准,在此基础上提高病案首页质量、完善科室结构,通过 DRG 精细化管理,提高医院的专科建设水平,要充分适应和满足国家分级诊疗的大环境建设要求。

第八章

DRG 信息系统在医疗保险管理中的应用

第一节 医疗保险的内涵

医疗保险的意义,是指以保险合同约定好的医疗行为的发生为给付保险金条件,为被保险人接受诊疗期间医疗费用的支出提供保障的保险。医疗保险分为2大类:社会医疗保险和商业医疗保险。本章所说的医疗保险指的是社会医疗保险。

社会医疗保险是国家和社会根据一定的法律法规,为向保障范围内的劳动者提供患病时基本医疗需求保障而建立的社会保险制度;是以立法形式通过强制性社会保险的原则由国家、单位和个人共同缴纳保险费,把具有不同医疗需求群体的资金集中起来进行再分配,当个人因疾病接受医疗服务时,由社会医疗保险机构提供医疗保险费用补偿的一种社会保险制度。社会医疗保险在社会保险体系中属于关联性最强的险种。我国目前的社会医疗保险由基本医疗保险和大额医疗救助、企业补充医疗保险和个人补充医疗保险这3个层次构成。

一、背景

根据2010年11月第六次全国人口普查结果显示,从年龄构成变动来看,0～14岁人口占16.60%,比2000年人口普查下降6.29个百分点;60岁及以上人口占13.26%,比2000年人口普查上升2.93个百分点,其中65岁及以上人口占8.87%,比2000年人口普查上升1.91个百分点。中国人口已经进入快速老龄化阶段,到 2020 年,老年人口将达到 2.48 亿,老龄化水平将达到 17.17%。其中,80 岁及以上老年人口将达到 3 067 万人,占老年人口的 12.37%。人口老龄化进程明显加快。我国医疗保险体系将面临前所未有巨大压力。

医疗保险不仅仅是筹资,而是筹资和服务提供的结合体:通过保险筹资,并用筹资形成的集团购买力来集中购买医疗服务。参保病人最终获得的医疗保险待遇体现在所获得的医疗服务上。医疗保险待遇的水平不仅体现在医保所能提供的费用支付水平上,还体现在医疗服务提供的水平上。如何为百姓购买医疗服务这个问题就摆在医疗保险管理者面前,不同的支付方式需要科学的评价来判定。

二、医疗保险费用支付方式概述

(一) 医疗保险费用的构成

人们需要医疗服务的目的并不是医疗服务本身,而是健康。随着时间和环境的发展,健康在不同的时间段具有不同的标准和内涵,作为健康成本的医疗保险费用则有相应的外延。考察医疗保险费用的情况,我们总体上可以从需方和供方这两方面来分析其构成。

(1) 从需方来看,需方的医疗保险费用主要是指参保者在购买医疗服务时所产生的费用,包括挂号费、检查费、化验费、手术费、治疗费等,以及参保者需要负担的一些间接的经济成本,比如参保者因患病所产生的时间成本、信息成本等。

(2) 从供方来看,供方的医疗保险费用主要是指医疗服务提供者在提供医疗服务过程中所产生的费用,主要包括技术成本、人力成本、管理成本、药品成本等。

(二) 医疗保险费用支付方式的概念

医疗保险费用支付是指参保者在获得医疗服务后,参保者或保险机构向服务提供方支付费用的行为,简称费用支付。医疗保险则通过支付参保者的医疗费用来实现其承担医疗费用、抵御疾病风险的功能。它是医疗保险过程中涉及各方经济利益最直接、最敏感、最有效的环节。

基金管理是医疗保险制度运行中的重要环节,而医疗保险费用支付又是基金管理的重中之重,是基本医疗保险制度改革成败的关键点。从世界范围看,支付制度的改革是各国医疗保险制度改革的重点,各国都十分重视本国医疗保障支付制度的完善和改革。

医疗保险费用支付方式是指医疗保险费用支付的方式和流向,不同的支付方式与标准产生不同的激励机制。在我国基本医疗保险制度中,包括需方支付方式和供方支付方式两类。

社会医疗保险的支付办法遵循成本效益最大化原则,旨在为满足参保病人得到应有的医疗服务的前提下,一方面使医疗机构的服务成本得到合理补偿并鼓励其提供服务的积极性,另一方面要使医疗服务的成本最低。这就涉及病人参保是否划算,医疗机构能否正常运营,保险机构能否收支平衡,成为医疗保险的重点、难点和焦点问题,受到医院、医保、病人三方的共同关注。

(三) 医疗保险费用控制概述

1. 医疗保险费用控制的概念

社会医疗保险费用控制是在社会医疗保险管理中,按照相关的法规、协议,通过一定的方法、程序和规范来管理医疗保障体系中各方的行为,达到保障参保者基本医疗需求、遏制医疗费用的不合理增长、保证医保基金正常运行的目的。社会医疗保险费用的控制主要就是支付的管理,在保障参保者权益的基础上,降低总体的医疗费用,减少不必要和不合理的医疗费用,用尽量少的社会医疗保险基金使更多的人得到基本医疗服务。

医疗保险的费用控制主要体现在需方和供方两方面,需方控制机制主要采取起付线、个人负担比例、补贴限额、个人账户、设立封顶线及制定支付目录等方式,供方的费用控制机制主要是对医疗保险机构与医疗机构之间的医疗费用支付方式和标准的研究。

检验一种社会医疗保险费用控制方式是否有效,其标准有两个:一是控制效果,即医疗服务供方违规现象和医疗费用不合理增长是否得到有效抑制;二是预防效果,即医疗服务提供方的道德风险和潜在的影响医疗服务质量和增大医保基金支出的因素是否得到有效控制。

2. 医疗保险费用控制的特点

(1) 科学性:科学的管理手段是医疗保险费用控制实现的基本保证。医疗保险是社会保险项目中覆盖面最广、涉及职工利益最敏感、工作量最大的一项险种,如果没有科学的管理手段,要实现有效的费用控制是非常困难的。

(2) 公平性:通过对费用的合理控制,一方面确保所有参保者享有公平地接受应得的医疗服务,另一方面确保所有的医疗服务提供者在为参保者提供优质的基本医疗服务时,在我国医疗保险费用支付方式与费用控制政策许可的情况下公平地获取应得的收益。

（3）平衡性：医疗保险费用控制的目的在于确保医疗保险基金支付的合理性和有效性。确保医疗保险基金的收支平衡，维护医保基金的平稳发展和医疗保险制度的长久发展。

3. 社会医疗保险费用控制的基本原则

（1）以收定支，收支平衡：社会医疗保险费用控制必须遵循以收定支、收支平衡的原则，即社会医疗保险机构的医疗费用支付总额，只能低于或等于社会医疗保险筹资的总额，而不能超过社会医疗保险筹资水平。

（2）权利与义务一致：参保者在享受社会医疗保险机构为其支付社会医疗保险费用的权利的同时，必须承担与自身所享权利相对应的义务。同样，在医疗保险费用偿付上，在兼顾公平的同时也要体现出权利与义务的基本一致性，多付出就意味着应得到更多的回报，缴费越多，所享有的偿付数额就越大。

（3）依法偿付：社会医疗保险费用偿付必须按照社会医疗保险合同规定的范围，且一般限于参保者就诊时发生的直接医疗费用，不在社会医疗保险合同规定的范围以内的医疗费用，保险机构不应予以偿付。

（4）有限偿付：为了保证社会医疗保险的正常运行，维持医疗保险基金的平稳运行，提高参保者的费用意识，社会医疗保险费用偿付金额一般不应超过参保者实际发生或支付的医疗费用。

三、医疗保险支付方式的分类

社会医疗保险费用支付方式多种多样，以下分三个角度进行介绍。

（一）按支付时间分类

（1）后付制：指在医疗服务发生之后，根据服务发生的数量和支付标准进行支付的方式。这是一种较为传统、应用最广泛、按照一般商品交换规律形成的支付方式。其优点是能够调动医疗服务提供者的积极性，病人对医疗服务有较多的选择性；缺点是供方容易产生诱导需求，造成医疗服务的过度使用及浪费，难以有效控制医疗费用的过快增长。

（2）预付制：指在医疗服务发生之前，社会医疗保险机构按照预先商定好的支付标准给予支付，向参保者的医疗服务提供者支付医疗费用。按照付费标准的不同，预付制又可以分为总额预付制、按服务单元付费、按确定的病种费用标准支付（DRG）以及按人头付费等。其优势是可以较好地控制医疗服务的过度利用，进而控制医疗费用的过快增长；缺点是医疗服务提供者为了自身利益可能推诿病人,人为降低医疗服务的质量。

(二) 按支付对象分类

(1) 对医生的支付方式如工资制、按人头付费制、以资源为基础的相对价值标准(RBRVS)支付等。

(2) 对医疗服务的支付方式包括门诊医疗服务的支付、对住院医疗服务的支付、对药品和护理服务的支付等。

(三) 按支付方法分类

(1) 直接支付:指参保者在接受医疗服务供方的服务后,按照社会医疗保险的规定,仅支付由个人负担的医疗费用,其余费用由社会医疗保险机构直接支付给医疗服务提供方。直接支付方式的操作简单,有利于制约医疗服务提供方的服务行为,合理控制医疗费用,管理成本也比较低。

(2) 间接支付:指被保险人在接受医疗服务提供方的服务后,先由参保者向医疗服务提供方支付全部医疗费用,然后由社会医疗保险机构向参保者支付应该由医疗保险支付的费用。间接支付操作复杂,工作量大,管理成本较高。尽管这种方式对被保险人有较好的制约作用,但难以有效控制医疗服务提供者的诱导需求行为,并不利于合理控制医疗费用。

(四) 按支付主体分类

(1) 分离式:指社会医疗保险机构和医疗服务提供方相互独立,前者负责社会医疗保险费用的筹集与支付,后者则负责向被保险人提供医疗服务。

(2) 一体化方式:指社会医疗保险机构和医疗服务提供方两者合为一体,既负责社会医疗保险费用的筹集和支付,又为被保险人提供医疗服务,比如美国的健康维护组织(Health Maintenance Organization,HMO)。

(五) 不同医疗保险支付方式的分析与比较

医疗保险机构向医疗服务供方的各种费用支付方式可分为后付制和预付制,医疗保险传统的支付方式就是这种第三方的付费方式。这种由第三方付费的方式在节约管理成本、规范医疗服务供方的行为、方便就医等方面具有一定的作用。但是也会存在一些问题:首先,由于参保者不直接参与支付,费用意识就开始变得淡薄,可能会为了自身的利益出现过度利用医疗服务的行为;其次,由于医患之间的信息不对称和保险机构的监控能力有限性,医疗服务供方受经济诱因等影响,会出现过度提供医疗服务的违规行为;最后,由于参保者缺乏控费意识,医疗服务供方缺乏控制动力,这样医疗费用不可避免地出现迅速上涨。由于各国的社会经济发展水平不同以及社会文化的差异,各国在医疗保险改革中形成了各种各样的支付方式。

从支付的角度来理解,医疗保险费用是指参保者按规定在患病时获得的医疗补偿费用的总和。根据"统账结合、分别使用"的原则,参保者患病时发生的医疗费用可以从不同途径来获得补偿:①参保人员在门诊期间发生的医疗费用以及在定点零售药店发生符合规定的零售药品费用,一般情况下从个人账户支付,个人账户不够支付的通过其他途径来解决,如补充医疗保险、商业医疗保险以及基本医疗门诊补助等;②参保人员在住院期间发生的医疗费用以及部分特殊疾病门诊医疗费用从社会统筹医疗基金中支付。

1. 社会医疗保险需方的费用支付方式

世界各国社会医疗保险制度的实践证明,由政府医保基金负担参保者的全部医疗费用,尽管也体现公平性的一面,但却造成了卫生资源的浪费和卫生费用的过快上涨。为了弥补这种费用支付方式的不足之处,各国逐渐加强需方的费用负担,让参保者分担部分费用,以限制不必要的需求,从而抑制医疗服务费用的过快上涨。

(1) 起付线方式:起付线方式又称为扣除法,它是由社会医疗保险机构规定医疗费用支付的最低标准,即起付线,低于起付线的部分费用由参保者个人承担,超过起付线的部分费用则由社会医疗保险机构支付。

这种方式的优点是:首先,费用分担有利于促使参保者产生费用意识,控制医疗消费行为,从而控制医疗费用;其次,减少了保险结算的工作量,有利于降低我国医疗保险费用支付方式与费用控制管理成本;再次,由参保个人负担部分医疗费用,减少了医保基金的不必要支出,提高了医保基金对大病的保障能力。它的缺点是:首先,起付线的确定难以把握,过高或过低对于参保者或社会医疗保险机构影响较大;其次,单纯的起付线方式容易诱导参保者过度利用医疗服务,进而引起医疗保险费用的增加。

(2) 共同付费方式:共同付费方式又称为按比例分担,即社会医疗保险机构和参保者按一定的比例共同支付医疗费用。这种方式的优点是:首先,简单直接,易于操作,有利于提高参保者的费用意识,控制医疗费用;其次,有利于引导参保者的医疗消费倾向,去选择价格相对较低的医疗服务。它的缺点是:不同人群和不同收入阶层采用统一的自付比例会出现医疗服务的不公平现象,而且合理的自付比例较难确定。

(3) 封顶线方式:封顶线又称为最高保险限额,是与起付线方式相反的费用分担方法,该方法先规定一个医疗保险最高支付限额,超过限额的部分社会医疗保险不再给予支付。这种方式的优点是：首先,有利于限制参保者对高额医疗服务的过度需求以及医疗服务提供者的诱导需求;其次,有利于提高参保者的预防意识,控制医疗费用的产生。它的缺点是对于经济风险高的大病和重病保障程度低。

(4)混合支付方式：由于以上三种医疗保险需方的费用支付方式各有其优缺点。因此,在实际的社会医疗保险费用支付方式的选择上,往往将2种以上的支付方式结合起来使用,形成优势互补,更有效地促进医疗保险需方合理的医疗服务需求,控制医疗费用的过度增长。

2. 社会医疗保险供方的费用支付方式

社会医疗保险供方的费用支付方式是指社会医疗保险机构作为第三方代替参保者向医疗服务供方支付费用的方法,是社会医疗保险主要的费用支付方式。其中最有代表性有以下几种。

(1)按服务项目付费支付方式：服务项目付费是所有费用支付方式中最传统、运用最广泛的一种方式。它是指医疗保险机构根据医疗机构所提供的医疗服务的项目和服务量,对他们进行费用补偿的办法。此支付方式最大的特点是根据医院向病人提供的服务项目的多少决定着其收入的多少。

这种方式的优点是：一是操作简单,应用范围广泛;二是能调动医疗服务供方的工作积极性,有利于促进医学新技术的研发和新设备的推广应用;三是有利于满足参保者对全面优质医疗服务的需求;四是便于医保经办机构收集相关的医保信息,为进一步制定政策提供依据。

它的缺点是：一是容易出现供需双方的双向诱导需求,医疗费用难以控制;二是审核程序复杂,管理成本高;三是服务单元价格难以科学而准确地确定;四是会诱导医疗服务供方向参保者提供高成本的新技术和新设备,忽视常见病多发病的基础病防治工作。

(2)总额预付制：总额预付制又称为总额预算制,是由政府或医疗保险机构同医疗服务提供方协商,确定由医疗保险机构支付每个医院医疗费用的年度总预算,"结余留用,超支不补"。在制定年度预算时,往往考虑以往年度实际发生的医疗费用总额、医院规模、医院服务总量和服务地区人口密度及人口死亡率、参保人数的变动、人口老龄化、疾病谱的变化、医院是否为教学医院、通货膨胀等综合因素,然后确定下一年度医疗费用总预算。

这种方式的优点是：一是医疗保险机构可以对医疗费用进行较为可靠和有效的控制,有效避免基金风险;二是有利于调动医疗服务供方的费用控制意识,促使其降低医疗服务成本,提高资源的利用率,促进卫生资源的合理配置;三是医疗服务供方从控制费用的被动方转变成为积极主动的参与者,减少了医疗保险机构的工作体量,促使医疗保险费用结算更加简单,节省了管理费用。

它的缺点是:一是合理确定预算额度较为困难;二是降低医疗服务供方提供服务的积极性和主动性,如缺乏有效的监督措施,医疗服务供方可能会有不合理的减少支出的行为;三是因为医疗服务供方的收入不能随其服务量的增加而增加,也将直接影响医疗服务供方提高医疗技术、更新医疗设备的主动性和积极性,可能阻碍医疗技术的发展;四是预算方法会弱化市场在卫生资源配置中的作用,影响着医疗机构提供医疗服务的主动性,进而恶化医患关系。

(3) 按人头支付方式:按人头支付方式是指社会医疗保险机构按照合同规定的时间,根据医疗服务供方服务的社会医疗保险对象的人数和个体的支付定额标准,预先支付一笔固定的费用,在此期间,医疗服务供方提供合同规定内的医疗服务均不再收费。其特点是医疗服务供方服务人数决定着其收益的多少。为了保证医疗服务的质量,这种支付方式通常规定每个医生负责服务人数的最高限额。按人头支付方式在西欧多国被广泛使用。

这种方式的优点是:一是作为一种预付制支付方式,具有预付制的特点,同时操作简单,管理成本低,费用控制效果较好;二是有利于医疗服务供方强化内部管理,增强医院的费用意识和经济责任,控制医院过渡提供医疗服务的行为;三是有利于促使医疗服务供方开展预防工作,尽可能减少服务对象发生疾病,降低医疗费用支出。

它的缺点是:一是由于实行定点医疗,减少了医疗服务需方的选择性,不利于促进医疗服务机构之间的良性竞争;二是医疗服务供方出于自身利益的考虑,可能减少对医疗服务需方的服务数量,降低医疗服务质量。

(4) 一体化方式:一体化方式是指医疗保险机构和医疗服务供方作为一个整体,既收取参保者的保险费,同时又负责为他们提供所需的医疗服务,其医疗费用的支付行为表现为机构内部的支付。典型的一体化方式是美国的健康维护组织(HMO)。HMO最早出现于1929年,它具有两个基本特征:一是为参保者寻求和提供综合性、连续性医疗服务,为参保者的全面健康服务;二是在有效控制医疗费用的同时,还在改变着传统的医疗服务方式。

这种方式的优点是:一是由于一体化方式使保险机构和医疗服务供方成为一个整体,增强了保险机构主动控制医疗费用的积极性,有利于控制医疗费用的不合理增长。同时由于一体化方式减少了医疗保险系统的第三方,也减少了医疗保险的管理费用,管理成本较低;二是为了达到为参保者的全面健康负责,一体化方式为参保者提供的服务具有较好的连续性和综合性,并重视疾病的预防以及早发现、早治疗;三是为了降低服务成本,医疗保险机构比较强调参保者对基本医疗保健服务的获取和利用,有利于控制卫生服务的过度利用,减少资源浪费;四是一体化方式的医疗保险形式比较符合现代生物-心理-社会医学模式的要求以及医疗卫生事业发展的规律,因此,能较好地满足参保者的医疗服务需求。

它的缺点是:一是由于医疗保险机构和医疗服务供方成为一个整体,因此,参保者对医疗服务的选择性受到限制,特别是对先进医疗技术和服务的选择;二是一体化方式对医务人员实行工资制,不利于调动医务人员的工作积极性。以上几种支付方式是当今世界各国应用较为广泛且较具有代表性的支付方式,除上述的支付方式之外,在国外还有按工资标准支付方式、按以资源为基础的相对价值标准支付方式(RBRVS)、按住院床日支付方式等,不再赘述。

(5) 按病种支付方式:疾病诊断相关分组(DRG),即根据国际疾病分类法,将住院病人发生的疾病按诊断分为若干组,每组又根据疾病的轻重程度及有无合并症、并发症分为不同级,对每一组不同级别的病种分别制定不同的价格,并按该价格向医疗服务供方一次性支付。DRG 最早于 1983 年产生于美国。

这种方式的优点是:一是有利于医疗服务供方控制参保者每次住院的费用,促使医院提高工作效率,降低服务成本,缩短住院天数,减少诱导需求的发生;二是精准有效的诊断和治疗,意味着医疗服务供方服务成本的降低,因此,DRG 将促使医院和医务人员不断提高诊疗水平,促进医疗质量的提高;三是 DRG 对管理要求较高,这种方式将促进医疗服务提供方和医疗保险机构加强科学管理,尤其是标准化管理,以提高整个医疗保险系统的管理水平。

其缺点是:一是由于病情的轻重和复杂程度与病种的支付成正比,为了获得更多的利益,医疗服务供方会提供过度医疗、诱导病人重住院,造成医疗资源的浪费;二是医疗服务供方为了降低成本,有可能减少必要服务,缩短必要住院天数,从而危害着病人的健康和利益;三是尽管按病种付费结算方法简单,但这种支付方式要求有完善的信息系统和较高的管理水平来支持,因而管理成本较高。

第二节　DRG 与 DRG - PPS 支付制度改革

一、基本概念的异同

(一) DRG 基本概念

疾病诊断相关分组其实质是一种疾病分类的管理类技术工具,以临床疾病诊断和治疗方式为核心,可扩充解剖系统综合多种其他影响因素。科学的DRG 可以在医疗质量、科学研究、费用管控等多个领域起到标化管理的基础作用。

以 DRG 为基础的预付费制度(diagnosis related groups-prospective payment system,DRGs - PPS),是医疗管理和支付制度的结合。

按病种付费是国内对于类似于 DRGs - PPS 等技术工具的一种模糊统称,既可以理解为 DRGs - PPS 的中文翻译,也可以理解为运用 DRG 分组原理、精细化程度不一的各种方法的统称。

(二) DRG 异同分析

不同表述的几个概念,其内含的基本原理具有同源性,即是对临床处置和资源耗费相近的病例进行统计管理上的分组综合,总体方向都是由细到粗、由零碎分散到集中归并,进而简化管理。在具体技术处理层面,则主要存在以下两个差异。

(1) 系统化程度差异:DRG 和 DRGs - PPS 分组办法的系统化程度高,可覆盖全部住院病例,整体设计、标准优先。通过预设的分类办法,辅以组内、组间变异数理统计控制,保持所有住院病例分组原则的相对一致性和不同临床学科分类粗细程度的相对均衡性。在我国前期探索的单病种付费,系统化程度较低,先易后难、逐步推进,预设系统化标准和定量化数理统计控制缺失,难以保证推进过程中前后分组原则和粗细程度的一致性。

(2) 应用侧重点差异:DRG 其本质是对疾病诊疗的系统化分类,作为一项基础分类方法,可以有质量、科研、费用管理等多种综合用途,其实施主体应以医院和医疗行业管理者为主。DRGs - PPS 和按病种付费基于疾病分类分组,但侧重于"同病同费"的支付管理,其实施动力主要来自医保支付方,但又受制于疾病分类办法,换言之,即疾病分类办法决定支付。

二、分组基础标准和应用条件分析

经过前述基本概念的梳理,按病种付费的关键在于如何确立一套系统化、规范化、科学化的疾病分组体系,而疾病分组体系的基础则在于临床诊断(ICD－10)和治疗方式(ICD－9)的编码标准、分类分组的标准,DRGs－PPS运用的关键在于这两个标准的可行性和执行度。

(一) 临床诊断和治疗方式的编码标准

从标准来源看,权威标准均为国外"舶来品",国际疾病分类由 WHO 于1994 年第十次修订(ICD－10),国际疾病分类手术编码(ICD－9－CM－3)由美国国家卫生统计中心于 1978 年综合 WHO 的国际医学操作分类(international classification of procedures in medicine, ICPM)修订完善编成。《中国医疗服务操作项目分类与编码》(CCHI)2006 年由原卫生部卫生发展研究中心开始研究,2012 年随《全国医疗服务价格项目规范》颁布并开始用于收费。

从发展历程看,这两个标准均是动态调整的"相对标准",ICD－10 经历了100 多年的发展,ICD－9－CM－3 也已有近 60 年的发展历史。

从国内规范看,我国于 1987 年开始推广应用 ICD－9,1989 年,原卫生部决定采用 ICD－9－CM－3,作为我国统一使用的手术操作分类编码,2002 年,原卫生部发文要求全国开始使用 ICD－10。

从数据归集看,上海已初步具备信息化支撑的基础条件。医院层面已实现医院管理信息化(如财务收费系统)阶段向临床管理信息化(如电子病历系统、医学影像系统、远程医疗系统)阶段的跨越,下一步将走向区域医疗卫生服务阶段。行业管理层面,自 2011 年起,上海申康医院发展中心已通过医联体系统实现 37 家市级医院、部分二级医院和社区卫生服务中心互联互通。2013年至 2015 年间,卫生行政部门已构建起"一个中心(一个行业数据资源中心)、两级平台(1＋19 架构,即市级平台与 17 个区县、医联系统、公共卫生信息平台)"。

(二) 分类分组的标准

DRG 由美国耶鲁大学在 20 世纪六七十年代研究创立,自 1983 年起被美国国家卫生筹资管理局(HCFA)引入作为老年保健医疗制度(Medicare)、医疗补助制度(Medicaid)预付款的基础依据。澳大利亚于 1988 年开始引入 DRG,用于医院之间和医院内部的评估,1993 年起全国实行 DRG,采用病例组合方式,来核定医院总额预算。德国是从 2000 年通过健康保险改革法案,规定对住院费用引入全新的全付费 DRG 支付体系,2009 年起在全国铺开。纵观 DRG 发展历程和国际应用经验,其技术方法具有以下三个显著的特点。

(1) 先后逻辑性:诊断名称和诊疗编码标准是疾病分组标准的基础,没有前者编码的规范化,就没有后者分组的合理性,故现在引用国家临床版编码。

(2) 动态变化性:首先表现为不同地区引入 DRG 方法均需要进行本土化适应性改造,不同国家均有不同的 DRGs 版本;其次表现为即使是同一地区的 DRG 方法,也都在不断进行修订完善。美版 DRG 已发展了 6 代。澳大利亚版 DRG 基本每 2 年修订 1 次。德国立法规定,由法定医疗保险协会、商业医疗保险协会和德国医院协会共同建立医院赔付系统研究中心(Institute for the Payment System in Hospitals,InEK),专门负责 DRG 相关技术标准的制定及其动态调整,同时明确标准确认发布的决策由 InEK 董事会协商,如无法达成一致,则最终由德国卫生部决定。

(3) 专业性和综合性:要体现临床诊疗的专业性,需要医师深度介入(如德国 InEK 的主要工作就是广泛收集医师意见,再加以汇总分析)。要促进医院内部医师和病例编码、财务管理、行政管理人员的衔接融合。如运用于医保支付,还要形成多方参与的协同机制。

三、政策目标需要和技术工具选择

通过上述对于 DRG 概念、作用、核心要素和配套条件的阐述,使我们更加深入地了解其作为医疗管理专业技术工具的内在特征。换言之,DRG 作为一种管理的技术工具,有其自身的使用规则、基础条件和适用范围,其基础作用是合理归类。当 DRG 工具被应用于医院的内部管理、行业评价管理和医保支付管理等领域,实现了技术工具和政策手段相结合后,可进一步发挥规范诊疗行为、完善临床路径、标化科研比较、优化费用管理等延伸效应。在政策目标需要和技术工具选择的互动过程中,需要重点关注以下两点。

(一) 技术工具作用的双重性

1. 利弊效应的双重性

任何一种医保支付方式(或技术工具)均有其利弊,按病种付费既有规范诊疗行为、促进"同病同费"的正向效应,也有诊断升级、推诿同组重病人等弊端。医保支付需采用混合支付模式,尽力发挥不同支付方式优势、遏制弊端,已成为国际共识。

2. 作用方向的双重性

依据政策目标,经核心环节和指标的适当调节,同一技术可具备正向和反向两种不同功能用途。如 DRG 既可控制费用支付,也可增加费用给付。德国 DRG 在分阶段推进过程中,优先选择了资源配置相对薄弱、费用较低的区域先行试点,即利用了其增加费用给付、促进资源供给的作用。再如,同类的医院内部管理手段,用于私立医院可追求营利性,用于公立医院可追求公益性。

(二) 目标和手段的双向选择

特定政策目标需要和具体技术工具对应选择,这是一个双向互动的过程。

医保支付政策依据不同阶段、不同侧重具有不同层次的目标。医保制度初创阶段,主要应实现医保筹资和医院补偿功能,因此可按与医院按项目收费对应的项目付费,这无疑是最可行、最平稳、最现实的选择。医保制度稳定发展阶段,主要应通过建立基金平衡机制确保制度性保障可持续,合理控费、收支平衡成为阶段性重点目标,总额预算、总额控制由于其具有可整体覆盖、操作简便的特点,容易成为最优选的技术方法。医保优化管理阶段,如何发挥团购优势、提升医保购买性价比、落实社会治理分级责任逐渐成为阶段性重点,按病种、按人头、按绩效付费等精细化技术工具逐步进入政策手段研究视野。

再从技术工具能否满足政策目标需要的角度分析,梳理因素如下:一是替代性,即某一技术工具的作用能否被其他工具替代,为实现某一政策目标有多少技术方法可以选择;二是成熟度,即某一技术工具是研究论证、实践运用过的成熟技术,还是需要在应用过程中行政扶持、政策推动的成长性技术;三是覆盖性和兼容性,即某一技术工具能够覆盖管理对象的范围,例如 DRG 比较适用于住院,那么与门诊管理的其他方法如何衔接,如何保持政策导向、管理力度和操作过程中的协同,能否与总额控制办法兼容等;四是技术难度和管理复杂性,即基础条件是否具备、运用标准是否严苛、操作环节是否众多、参与主体是否多元、责任划分是否清晰等;五是通用性和公开性,即是否容易被普遍掌握和使用,其标准和规则(DRG 分组器)是否公开透明。

DRG 是一项有利于规范诊疗行为、合理调控费用的有效技术,具有精细化管理程度高、需要较高水平基础配套条件的特点,应在现阶段重点解决"看病难、看病贵"的问题,有效控制公立医院医疗费用不合理增长,建立医保总额控制办法的基础上,宏观上系统设计、联动统筹,中观上有效分工、责任落实,微观上关键环节、逐一突破,推动其技术的成熟以及政策的应用。

四、DRG 支付方式的作用

DRG 医疗支付方式作为一种创新的疾病分类方法,与现有的其他付费方式相比,有着本质上的优势,如覆盖了住院全部病例、分组更合理、有统计学依据,其住院费用、住院天数参考值则是根据各地区若干年均值、医院制定的费率和权重加以规定:除此之外,DRG 支付方法是一种相对合理的医疗费用管理方法和质量评价方法,既兼顾了政府、医院、病人等多方利益,又达到了医疗质量与费用的合理平衡,对控制医疗费用的不合理增长有着明显的效果,是目前世界上比较先进的一种费用支付方式。其作用表现在以下几个方面:

(1) 促进医院提高医疗质量,降低医疗费用。目前,国内大部分地区还是实行按服务付费制度,这种后付制容易产生诱导性需求,导致"急病慢治""小病大治""轻病久治"等现象的发生。DRG 支付方式下,病种的费率不会因医疗机构支出的多少而发生变化,有助于激励医院加强医疗质量管理,迫使医院为获得利润主动降低成本,缩短住院天数,减少诱导性医疗费用支付,有利于费用控制。

(2) 有利于医院建立成本核算系统,加强成本控制和计划管理。在 DRG 支付下,固定的病种补偿标准成为医疗机构各种服务项目盈亏的临界点,决定了医疗机构的预期收益。因此,医院必须通过建立成本核算体系实现对各科室、医生、病例资源消耗的计划管理,制订各科室、病例的费用标准,降低经营和医疗成本。

(3) 激励医疗机构调整改进医疗方法、改善治疗效果,从而促进医疗技术的进步。为了获得最大的经济效益,医疗机构会积极寻找最合理的治疗流程,优化临床管理、病人诊疗过程的管理;通过诊疗水平的提高和医疗技术的进步来改善治疗效果,缩短病人的平均住院日,以达到降低医疗费用的目的。

(4) 有利于推动医疗机构和医护人员的评价方法的建立。在 DRG 支付下,病例组合可以用于衡量医疗机构的医疗产出,而每个病例的实际消耗是医疗机构的投入标准,通过投入产出分析,评价各医疗机构的综合效益具有实际意义。同时,医疗机构和医护人员可以通过与其他医疗机构和医护人员相关指标的比较,找出差距,制定各项改进措施,促使医疗服务机构不断提高其管理水平和医护人员不断提高其医疗技术和服务水平。

(5) 可以有效控制医疗费用的不合理上涨。在 DRG 支付方式下,医保险机构不再根据医院的资源消耗来确定补偿金额,而是根据病人的诊断情况和事先制定的费率确定相应的补偿标准,这样就避免了医院为获取更多的业务收入而提供不必要的服务,并从一定程度上改变了医疗保险作为第三方的被动局面。

(6) DRG 的运用有利于提高病案管理质量,促进信息系统建设。实行 DRG 对医疗机构的信息系统提出了更高的要求。为保证医院预算、医疗支付、医疗质量评估以及医保机构对医院监督的顺利进行,需要建立完善的医院内部、医院与医保机构间的信息管理系统。同时,DRG 系统本身也是医院的一种很好的管理工具,进一步促进了医院科学化、规范化管理。

(7) 有利于卫生监管部门加强对医疗机构的监督考核。通过病例组合系统,卫生监督部门能够随时获取各医疗机构医疗服务的各种信息,并利用医疗机构的 DRG 信息,实现对医疗机构的服务质量、病例费用标准实施审核,促进医疗机构更好地为病人服务,并使社会医疗保险事业健康发展。

(8) 有利于提高病人的满意度。首先,DRG 有效控制医疗费用,且价格公示明确,可减轻病人的就医负担;其次,医疗机构工作效率和服务质量的提高,使病人的就诊更加方便快捷;最后,DRG 能有效避免医生腐败现象的发生,而这也解决了过去医生大处方、乱检查的现象,避免引发医疗机构内部的管理危机。

第三节　DRG－PPS 试点前医疗机构的准备工作

本节将就 DRG－PPS 试点前的组织结构、流程设置、临床路径、人员培训以及政策宣导等方面工作进行分析与探讨。

一、组织工作

任何一项重大工作的完成,都必须有充分的组织保障。目前试点工作的机构设置大体分为两种,一种由医务部门主导,一种由医保部门主导。大都包括病案统计部门、信息部门、财务结算部门等机构设置。医务部门主管临床和病案统计,因此在临床路径、流程设置和人员培训方面有着较大的优势,为主流趋势;医保部门主管医保政策和费用运营,因此在财务测算和费用分析方面有着独特的优势。无论是以医务部门为主导还是以医保部门为主导的机构设置,都必须把质量和效益结合起来,医疗质量的持续改进必须是建立在合理的费用消耗的基础之上,费用控制也必须以安全有效的医疗质量为前提,否则,割裂了费用控制,一味讲求医疗质量,可能会导致有限的医保基金的过度消耗,医疗质量缺少可持续的资源保障。如果片面追求效益的最大化,可能会造成医疗质量下降,损害了参保人员的切身利益。总之,医疗质量和效益,过和不足,皆不可取。在进行 DRG‐PPS 院内机构设置时,医疗机构的顶层设计一定要精心筹划,在主次明确的同时应做好有分工有配合,优化组织运行力。

二、结算流程设置

流程设置中最重要的一环是院内信息系统的改造。越是历史悠久的医疗机构,越是面临院内信息孤岛的困惑,HIS 系统、财务结算系统和病案统计部门都有各自的运营公司进行维护,再加上人社部门的医保结算程序,以及卫生部门的病案首页上传系统,各系统之间很难在短期内进行畅通高效的衔接。DRG 结算流程与以前项目付费下的重要区别就是诊疗行为结束后,病案编码人员要对病案进行编码,结算人员要根据编码进行费用结算。而在项目付费下,结算根据诊疗行为中医嘱相对应的价格进行结算,病案编码是可以在结算后进行的。这个问题在没有电子病历系统的医院更为严重。编码人员要先到临床科室进行病历的回收、整理,然后才能进行编码,再传送到财务部门进行结算,延长了出院费用结算时间。病人在结算期间,社保卡是压在医疗机构的,不能进行门诊就医诊疗,造成大量病人尤其是长期患病就医的老年病人的不便,或成为医患纠纷的潜在因素。所以流程设置中重要的一项原则是以病人为导向,以病人的结算需求优先进行病案编码,这就要求病案和结算部门之间高效地交流和合作,根据医院自身特点进行流程设计,在缩短结算时间的同时保证病案质量。

三、DRG 相关知识培训

对医务人员进行 DRG‐PPS 相关知识的培训是非常重要的,但也容易引起争议。DRG 试点初始,大多医务甚或管理人员对于 DRG 分组器的解读需求非常强烈,并对 DRG 分组以及费用的合理性提出质疑。因此,相关知识培训必须落实强化。对于医务人员,重点培训病案首页的填写,要求精准地完整地填报主要诊断和次要诊断以及相对应的手术、操作和检查项目;对于编码人员,重点培训 DRG‐PPS 的编码规则,对于复杂的和有异议的病案,加强与临床医务人员的沟通和反馈;对于项目管理人员,要加强 DRG‐PPS 相关知识的研究和学习,了解其成因和现状,借鉴国内外经验,理论结合实践。

四、临床规范诊疗

信息化的临床路径管理是应对 DRG‐PPS 付费制度的必然选择。尽管医院管理层对于临床路径是否有费用控制的初衷和目的这一问题尚有争议,但不同医疗机构或同一医疗机构的相同诊断疾病的费用差异普遍存在。临床路径所带来的标准化和规范化诊疗在一定程度上会缩小同种疾病间费用的差异性。信息化的手段同样非常重要,大多数疾病都会有国际或国内的诊疗指南,但是在具体的诊疗行为中,需要信息化系统的提示,促使医务人员的诊疗行为更加规范和标准化,很难想象依靠医务人员的自觉意识就能实现规范化和标准化的临床路径。临床路径中变异病历属于正常,对于个体化治疗的需要,变异病历的积累也可能会成为明天的规范。

显而易见,信息化的临床路径管理是应对 DRGs‐PPS 的重中之重,在具体的实施过程中,可根据医疗机构自身的学科特色和优势,抓住重点,先对多发病、常见病进行路径设置,再陆续推广到其他同类疾病。临床路径管理是动态的、不断完善的。在信息化设置上,对于入组病人的医疗质量评估、随访、调整、满意度调查以及持续的改进都是应该事先考虑和设置的。

五、奖惩机制

DRG‐PPS 下的激励惩罚机制也是施行前应该考虑的一个重要内容,单纯以费用的盈亏作为奖惩措施是不可取的,也是非常危险的。必须得到医务人员的认可,同时可以调动大家的积极性,这项工作才能持续进行。所以,建立一套相对科学有效的绩效评估考核机制也是 DRG 试点工作之前的必要考虑,这就需要医政部门的共同协作,从医疗质量、病案编写等多方面进行考核。

六、政策宣传

DRG‐PPS 对参保人的宣传非常重要,在试点过程中,如果媒体及社保部门没有进行宣传,宣传的压力就会转移到试点医疗机构。一种新的付费制度的实施,最初引起质疑和冲突的往往是医疗费用的发生末端,医院应做好入院前及结算时的政策和费用方面的告知准备,尤其是实际费用结算和标准定额差之间的费用解释工作,要充分做好宣传和解释准备。

虽然 DRG 系统经过了多次调整和进化,在质量上有了很大的提高,但仍然面临一些问题，主要有以下。

（1）任何分类系统都有其局限性，对于病种的分类需要不断改进，对于严重程度的评价更需要监督。

（2）数据提取仍不充分，虽然 DRG 是在大量数据的基础上建立起来的，但总有一些变异性很大的数据，需要数据的不断积累。

（3）现行北京版的 DRG - PPS 的定额费用是在不合理价格（偏低）体系下形成的，因此定额费用的合理性还有待考察。

（4）DRG 分类标准的基础是现行的医院为完成所限定的诊断量而形成的医疗业务模式，而不是正常的开业标准。

作为 DRG 试点医疗机构，也要综合考虑医保政策的连续性。虽然社会保险法的颁布执行使得医疗保障领域真正有法可依，但是医疗保险的区域化、碎片化管理模式，卫生行政部门以及社会保障部门对医疗机构的多方管理，使得 DRG - PPS 在执行过程中可能存在不可预知的较大风险。

第四节　我国按疾病诊断相关分组预付费改革进展

一、按疾病诊断相关分组预付费制度

按疾病诊断相关分组预付费制度（DRG-based prospective payment system，DRG - PPS)是以病人的疾病诊断相关分组结果（DRG）为付费单元，由政府或医保部门作为支付方，按照各个不同 DRG 预先设定的支付标准，对医疗机构的病人费用予以结算支付的一种方式。相对于传统的以按服务项目付费（fee for service）为主的后付制、总额预付（global budget）以及单病种定额付费，DRG - PPS 既避免了后付制存在诱导服务需求的风险，也避免了总额预付的刚性预算约束下，可能导致医疗机构推诿病人的潜在风险，同时较单病种定额付费对付费单元的标准制定更为精细化。自 20 世纪 80 年代率先被美国联邦医疗保险计划（medicare）采用以来，DRG - PPS 作为国际上应用较为广泛的一种急性非长期住院病人费用支付方式，已被半数以上的经济合作与发展组织（OECD）国家作为一种重要的医院支付方式纳入本国的支付制度，不少中低收入国家也将其纳入改革试点探索或正式提上政策议程。

二、改革进展

推行 DRG - PPS 以开发具有本土适用性的 DRG 方案为前提,中国的首个本土化方案于 2008 年由"北京市 DRG - PPS 研究项目组"开发完成,命名为 BJ - DRGs,2015 年,国家卫生计生委(现国家卫健委)医政医管局以北京市医院管理研究所享有著作权的 DRG 方案为基础,等效建立 CN - DRG 分组方案(2014 版)并正式公开出版发行。此外亦有部分地区和机构先后开展了本土化的分组方案研究,基于不同的分组方案,国内已有部分地区开展了 DRG - PPS 改革试点(见表 8 - 1)。

(一)省/直辖市层面

北京市是国内首个开展 DRG - PPS 改革试点的省/直辖市级行政区域。BJ - DRGs 的研发是由北京市人力资源和社会保障局与原北京市卫生局共同支持,政府财政资金提供经费资助,2006 年由原北京市卫生局牵头,与北京市人力资源和社会保障局、北京市发展和改革委员会、北京市财政局共同建立了 DRG - PPS 政府联席会议制度,负责推进 DRG - PPS 的研究与应用。2011 年 8 月 1 日,北京市人力资源和社会保障局、北京市卫生局、北京市财政局、北京市发展和改革委员会联合印发《关于开展按病种分组(DRGs)付费试点工作的通知》,在部分三级医院正式启动 DRG - PPS 改革试点。

在推行 DRG - PPS 的过程中,北京市以 BJ - DRGs 初期的 652 个分组为基础,并未将改革覆盖所有病人,而是选择了组内差异较小、病例数量相对集中的 108 个 DRG 开展试点。纳入了 DRG - PPS 结算的病人,均为北京市本地医保病人,DRG 定额支付标准采用社会平均成本法确定,以当地 2010 年基本医疗保险定点三级医院诊治同一个 DRG 医保病人实际发生的次均住院费用为参考基准进行测算。医保部门与试点医院的病人费用结算实行基金预付制,在不改变病人本身就医计算方式的前提下,将第一个月给付金额的 90% 预付给定点医疗机构,后期根据医疗服务量审核结算,年终根据试点医院当年实际医疗服务量清算。

试点阶段评价研究的结果显示,2012 年试点医院纳入 108 个分组的病例,占医院医保结算总例数的 39%,试点的分组结果较为稳定;入组病例结算率平均为 63%,其中最高 92%,最低 28%,试点医院结算率差异较大;按 DRG - PPS 结算的医保费用占医保住院病例结算总费用的 49%。试点医院与北京市 8 家对照医院的同期关键指标比较结果显示,试点医院以传统的按项目付费测

表 8 - 1　国内部分地区 DRG - PPS 改革概况比较

典型地区	北京市	福建省三明市	云南省玉溪市	云南省禄丰县
改革层次	省/直辖市	地级市	地级市	县区
启动时间	2011 年 8 月	2016 年 5 月	2017 年 4 月	2012 年 10 月
牵头部门	北京市人力资源和社会保障局	三明市医改办	玉溪市医政办	禄丰县人民政府
医保覆盖	城镇职工基本医疗保险、城镇居民基本医疗保险、新农合	城镇职工基本医疗保险、城乡居民基本医疗保险	城镇职工基本医疗保险、城乡居民基本医疗保险	新农合
医院覆盖	6 家自愿参加的三级综合公立医院	全市 21 家县级及以上公立医院	市人民医院和各县区人民医院共 10 家	3 家县级公立医院
患者覆盖	本地医保住院患者	除精神专科和 8 种重大疾病患者以外的全部医保住院患者	≤60 天的医保住院患者	除农村孕产妇分娩以外的全部新农合住院患者
DRG 组数	108	609	531	264(2012 年)/304(2015 年)
支付标准	基于 2010 年全市三级医院医保费算数据采用社会平均成本法测算确定定额支付标准	根据医保类型和医院等级分别定价、定额的测算标准未公开	参考前 3 年历史数据基于统一的 DRG 权重结合市级医院和县区医院的不同费率测算定额支付标准	参考前 5 年历史数据结合 DRG 权重、基金预算总额、费率测算确定额支付标准
医保结算	基于历史数据按月度 DRG - PPS 预付金额给付、年终清算	2016 年按原有标准和程序按月预付、年终按 DRG - PPS 清算	按 DRG - PPS 月度结算、实行年度结余率控制和年终考核清算、特殊病例单独结算	按 DRG - PPS 月度结算、每月费用排列降序前 3% 的患者按项目按费结算、新项目按项目付费
配套政策	DRG - PPS 政府联席会议制度、参保人员用药和诊疗项目不留区分甲乙类均按年纳入报销范围、医院药品耗材自主采购	基本医疗保障管理一体化、医院全员目标年薪制、医院药品耗材自主议价	特殊病例结算规定、支付与量化考核结果挂钩、同类医院相同病组执行同质化临床路径	完善医院人事分配制度、加强医院信息化建设、监督考核制度、针对医务人员的 DRG - PPS 培训

（续表）

预期目标	提高医疗保险基金使用效益，控制医疗费用不合理增长，保证医疗质量和医院绩效管理，减轻参保人员医药费用负担	提高医疗保险基金使用效益，控制医疗费用不合理增长、减轻人民群众看病负担	发挥医疗保险对医疗服务供需双方的引导和医疗服务行为控制作用、提高基金使用效益、减轻患者医疗负担	规范服务行为，控制医疗费用不合理增长，减轻参合患者医疗负担
改革效果	医院收入不减，患者负担减轻、基金增长可控	对平均住院日变化未产生显著影响，对次均门诊费用和人均住院费用控制效果不理想	待评估	控制了医疗费用，规范了医疗行为，撬动了公立医院综合改革，提高了基金监管能力
潜在问题	试点覆盖范围效果有待进一步验证	可能存在不合理费用转移，地方改革方案与国家试点方案差异推高改革成本	住院控费压力较大可能导致门诊医疗费用上涨	县级医院病案质量不高影响分组精准确性，政府财政投入不足，医院控费空间有限

算的单位权重费用比对照医院低 9.71%,试点医院单位权重的病人个人支付费用比对照医院低 15.49%,试点医院平均住院日比对照医院低 6.32%。上述结果表明试点的医疗保险基金使用效率得到提高,参保人员费用负担有所减轻,试点的局部成效得到了医疗机构的认可。同时,试点也显现出病组费率标准不合理,医院结算中存在选择病例的倾向等问题。

(二) 地级市层面

福建省三明市是国内首个在全域层面推行 DRG‐PPS 综合改革的地级市。改革启动前,三明市已分别从医保管理体制的制度设计层面和医保支付方式的技术实施层面,做了大量协同性配套改革工作。2013 年 6 月,福建三明市正式推行城镇职工医疗保险、城镇居民医疗保险、新型农村合作医疗"三保合一",成立医疗保障基金管理中心,实行垂直管理、市级统筹,在制度设计层面实现了基本医疗保障的管理一体化,强化了医保的基础性作用。2013 年3 月,《三明市住院病人单病种付费工作实施方案(试行)》印发,明确了从单病种付费试点开始,最终过渡到 DRG‐PPS 的支付方式改革路线图和时间表。2016 年 5 月 17 日,三明市深化医药卫生体制改革领导小组办公室、三明市卫生和计划生育委员会、三明市医疗保障基金管理中心联合印发《关于开展住院费用全部按病种付费工作的通知》,正式在全市县级及以上公立医院推行DRG‐PPS。

三明市 DRG‐PPS 实施范围涵盖全市 21 家县级及以上公立医院,同时规定符合条件的民营定点医疗机构可参照执行,改革实施时间自 2016 年 1 月1 日算起,计划于 2017 年将改革范围扩大至基层定点医疗机构。医保经办机构对定点医院 2016 年住院医疗费用的结算,仍以医保统筹基金的原有标准和程序按月预付,年终按 DRG‐PPS 定额标准结算,参保人员就医流程、报销比例、结算办法不变。改革所使用的疾病诊断相关分组方案包含 609 个分组,大部分与 CN‐DRGs 分组方案(2014 版)一致,但亦有增删。DRG 的定额支付标准按照病人医保类型和医院等级分别制定。除精神专科和部分重大疾病病人,所有住院病例均纳入 DRG‐PPS 管理,且对三级和二级医院的分组变异率提出了上限要求。此外,三明市对定额结算后医院的结余经费使用做出规定,超支由医院自行承担,结余可直接作为医疗机构的医务性收入,诊查护理和手术治疗各占 50%,同时给予医院对于药品耗材的独立议价权为其创造控费空间。改革一年前后的评估结果显示,改革对平均住院日变化未产生显著影响,对医疗费用的控制效果不理想,可能存在不合理的费用转移。

此外,云南省玉溪市于 2017 年 4 月 17 日印发《2017 年玉溪市医疗保险按疾病诊断相关分组(DRGs)付费方案》,计划 2017 年起针对市县区人民医院城镇职工、城乡居民医疗保险的住院医疗费用结算开展改革试点。国家卫生计生委(现国家卫健委)也于 2017 年起,在福建省三明市、广东省深圳市、新疆维吾尔自治区克拉玛依市开展按疾病诊断相关分组收付费改革试点。

(三) 县区级层面

DRG－PPS 在国内县区级层面的试点较活跃,主要由卫生行政部门主导用于新型农村合作医疗基金支付方式改革。云南省祥云县、禄丰县自 2013 年起已陆续实现了新型农村合作医疗住院费用的 DRG－PPS 全覆盖,两地的 DRG 方案分别包含 434 个分组和 304 个分组,分组方案均根据当地病人的实际情况有所调整。2014—2015 年,祥云县人民医院和禄丰县人民医院的住院次均费用增长率分别为 6.08% 和 7.80%,均控制在 10% 以内,新农合实际补偿比例亦有所提高,在有效控制基金风险的同时,提高了基金使用效率。2016 年,云南省玉溪市将 DRG－PPS 应用于辖区内全部县区人民医院的新农合住院病人费用结算,确定使用 493 个分组,试点当年 9 家县区人民医院住院医疗费用的增幅为 5.2%,较上年下降 6%,住院次均费用首次出现负增长,有效控制了医疗费用过快上涨,切实减轻了病人就医经济负担,另一方面,支付标准能否实现对医院的合理补偿尚有待评估。

推行 DRG－PPS 对医疗机构的病案数据质量和医保经办机构的技术管理水平要求较高,县区级层面的改革通常面临诸多客观条件限制。在医保支付方式改革的地方实践中,部分地区参照 DRG－PPS 的理念,按照疾病分组管理、分类支付的原则,开发出具有良好本土适用性的类 DRG－PPS 方案,其中河南省宜阳县的改革较有代表性。2009—2010 年,宜阳县在新农合基金有超支风险的情况下,实施单病种限额付费改革,但未实现改革预期目标。2011 年起,参考 DRG－PPS 理念,开始探索按疾病分组付费,在单病种基础上,进一步根据临床表现、合并症、严重程度划分为 A、B、C 三个诊疗组,每组配有相应的临床路径用于临床治疗,同时制定了不同的支付标准和诊疗组占比控制原则。A、B、C 三个诊疗组大体上分别对应一般、严重、危重病例,对医疗机构的入组病例占比实行 7∶2∶1 的总量控制,各组支付标准由新农合经办机构与医疗机构谈判确定,A、B 两组实行定额支付,C 组仍按项目支付。宜阳的改革配套制定了护理版和病人版临床路径,明确了质量标准,促进了医患沟通,个案评估研究结果显示,部分改革指标呈现良性变化趋势。此类方案在河南省息县、湖北省当阳市等地县域内新型农村合作医疗基金支付方式改革中亦有应用。

三、经验与启示

表 8-1 显示,DRG-PPS 在不同层面的改革推进情况各有特点,县区级层面启动早、力度大、效果好;地级市层面自"十三五"医改规划出台以来陆续启动,呈现出与医改相关政策联动的趋势;据 2018 年的一项面向全国 19 个省、市、区近 500 家二级以上医院的调研,CN-DRG 的使用率为 81%,是使用最普遍的 DRG 分组器。

(一) 疾病诊断相关分组方案是改革的技术核心

DRG-PPS 作为一种以病例分组为付费单元的支付方式,技术核心是病例的疾病诊断相关分组方案即 DRG。DRG 的病案相关编码标准、分组逻辑、分组方法、组数、组间权重、本土化病案数据适用性等技术细节,对分组结果的合理性和有效性具有重要影响,也是 DRG-PPS 费率标准制订的基础。

DRG 研发技术门槛较高,目前国内仅北京、上海等少数地区拥有独立研发能力和公开发布版本,CN-DRGs 是国内目前唯一由卫生行政主管部门在应用推广,且已公开发布相关技术文档的本土化分组方案,也是目前 DRG-PPS 改革典型地区主要参考和正在使用的一套方案。三明市、玉溪市等参考 CN-DRG 制订本区域 DRG-PPS 方案的试点地区,均在其基础上利用本地历史病案数据对分组方案进行了调整,组数较 CN-DRGs(2014 版)的 783 组有不同程度的减少,各组 DRG 权重也进行了本地化修订。基于成熟 DRG 方案开展 DRG-PPS 改革,有利于降低改革方案设计的技术门槛,利用区域性历史病案数据对分组权重和费率予以本地化修订,可提高改革方案推行的适用性。

(二) 改革方案的系统性是影响改革推进的关键

支付方式改革是完善支付制度的重要内容,由于兼具成本补偿、风险分摊、经济激励三大重要功能,也是撬动综合医改的关键环节。DRG-PPS 涉及多个利益相关方,改革方案的系统性和部门配合的协同性是影响改革推进的关键,各地改革方案对配套政策均有不同程度的系统性安排。

组织管理层面,行政组织高度重视和多部门联动施策的特点较为突出,改革的牵头与主要参与部门来自社保、卫生、财政、发改委和各地医改领导小组成员单位,实施方案中各机构职责分工明确。北京市在改革试点中尝试建立了矩阵式组织运作模式,禄丰县将监察、审计部门一并纳入改革领导小组成员单位,合理的组织架构可为改革在相关部门的协同推进奠定重要的组织管理基础。在实施推进层面,各地与 DRG - PPS 相关的配套政策设计各有侧重。三明市在改革前期已实现基本医疗保障管理一体化和推行医院全员目标年薪制的前提下,更加侧重为医疗机构积极配合改革提供内生动力,通过授权医院药品耗材自主议价,在"定额包干、超支自付、结余归己"的基础上为医院创造控费空间,同时对不同类型医保和医疗机构的定额支付标准实行差异化管理,体现政策导向性和协同性。玉溪市的改革方案把科学评价医院和医生的服务质量与效率、促进医疗资源的合理配置同步纳入改革目标,为保证改革的稳妥推进,对特殊病例结算做出了例外规定,为规范诊疗服务强化质量监管,提出了制订全市同质化临床路径的改革要求,并针对基金结算支付设计了量化考核方案,改革方案对利益相关方的兼顾较全面。

四、问题与建议

2016 年 10 月,国家卫生计生委(现国家卫健委)发布《医疗质量管理办法》,明确要求医疗机构应当熟练运用医疗质量管理工具开展医疗质量管理与自我评价,并将疾病诊断相关分组绩效评价列为重要的医疗质量管理工具。相较于 DRG 在医疗管理领域的应用推广,目前 DRG - PPS 在医疗保险支付管理中的应用在我国仍处于试点阶段,面临着一系列问题与挑战。

(一) DRG 本土化方案应由中央政府作为国家标准统一研发

国内 DRG 的研发尚未形成统一而权威的国家标准,地方 DRG - PPS 实践中使用的分组方案差异将推高改革的总体成本。如三明市 2016 年使用的分组方案,与 2017 年开展国家试点采用的 C - DRG 在分组方法上设计迥异;DRG 应用较为成熟的云南地区,目前同时存在多个版本分组方案的推广;不同分组方案的编码系统、分组口径各不相同,数据收集分析缺乏统一标准,将不利于远期 DRG 在全国医疗服务综合监管和医保支付管理中的标准化和规范化应用。处于研究阶段的 DRG 及其配套的编码体系、数据采集标准等,可有不同的尝试与探索,然而若将其应用于 DRG - PPS,则前期国家标准的顶层设计和可操作性指导意见的政策制定不可或缺。

DRG 本土化方案至少应当包含适合中国病人的 DRG 标准、疾病分类和诊疗操作编码标准以及病案数据规范化采集标准,建议由中央政府卫生行政主管部门在现有成熟方案、标准、规范的基础上,作为国家标准统一研发,建立修订完善和动态更新的机制。DRG - PPS 支付标准、DRG - PPS 医保病人跨区域异地就医结算报销办法等配套政策建议由医保基金管理部门在调研总结前期试点经验的基础上,统筹拟定针对地方改革的指导性意见。

(二) DRG‐PPS改革启动应当坚持高位牵头多部门协同推进

典型地区改革进展的差异表明,改革实施的高层领导牵头,利益相关方的协同参与,对改革的实施推进具有重要影响。DRG‐PPS涉及医疗服务供需双方和第三方,改革方案的政策设计应当兼顾对各利益相关方的影响,将其诉求纳入政策制定程序统筹考量,尤其是医疗服务提供方的服务水平、规范程度、配合程度,与改革推行的效率和实施效果息息相关。基本医疗保障管理一体化、健全的公立医院政府财政投入与补偿机制、完善的公立医院法人治理结构与运行机制等,均是推行DRG‐PPS的重要基础条件,若缺乏上述配套改革的政策落实,DRG‐PPS的推行将成为无水之源,甚至将对公立医院运行与发展产生负面影响。

建议在国家层面统筹协调卫生、社保、财政、发改委等部门,做好DRG‐PPS试点与现行城乡居民大病保险、重特大疾病医疗救助制度、医疗服务价格调整等重要相关配套政策衔接的前期论证工作。在地方试点过程中,由于涉及跨多个业务主管部门的改革联动,无论是通过建立政府部门联席会议制度协调议事,还是由各级政府医改办负责组织实施,都是确保DRG‐PPS系统推进的关键环节,应当在改革方案的政策设计阶段统筹并举。

(三) 以病人为中心探索最佳医疗实践应作为效果评估导向

缺乏改革的进展监测和效果评估机制是前期各地改革方案设计的短板。病人覆盖、DRG组数的政策设计是否符合当地临床诊疗实际需求;病例分组支付标准能否实现对医疗服务提供方总体资源消耗的合理补偿,均有待验证。多数地方改革方案的政策文本未提及改革的进展监测和效果评估,与改革方案考核监督有关的政策设计也主要关注确保医保基金的安全有效运行,而对医疗质量与医疗安全的表述简略。

医疗费用管控是DRG‐PPS的重要应用场景而非唯一目标,推行DRG‐PPS的目标,应当是在确保质量和安全的同时,通过精细化管理手段,降低资源消耗,增加单位产出,提高资源利用效率,推动医疗服务提供方以病人为中心,探索最佳医疗实践。建议以上述目标作为改革效果评估的价值导向,同时将医疗服务的质量、安全、效率、公平性作为改革效果评估的四大核心维度,进而在此基础上采用DRG的标准化评价指标,建立反映改革综合进展的定量监测指标体系,结合评估反馈,促进政策完善。

(四) DRG 和 DRG - PPS 的适用条件和应用局限需统筹考虑

DRG 主要应用于急性住院病例的分组和风险调整,对于门急诊、康复、精神疾病、罕见病等病人通常并不适用,相应的 DRG - PPS 也无法解决全部住院病人的费用管理和医保支付问题。当前国内针对门急诊、康复等特殊病人病例组合系统的本土化研究较缺乏,基于医疗服务成本核算数据的 PPS 定额支付标准测算等相关研究也亟待补充和加强。

DRG 作为一种基于诊断与治疗相关信息的病人分组方案,分组的核心依据是医疗机构的病案首页数据及其相关联的疾病分类和诊疗操作编码标准,特定的编码标准是分组方案的核心适用条件。编码填写的规范性、编码结果的正确性以及病案首页其他相关数据的准确性均是影响分组的重要因素,病案数据在医疗机构内部采集和归档过程中的全流程规范,需要在 DRG 应用过程中予以系统管理。尤其值得注意的是,DRG 的标准化评价指标仅反映服务结果,用于医疗机构内部评价时宜慎重。同时,受国内医疗机构成本核算现有基础条件限制,目前,DRG - PPS 尚无法实现基于诊疗成本的病组权重和费率测算,因此前期各地改革试点采用基于历史费用为基础的病组权重和费率测算结果,作为一种次优解决方案,存在无法反映真实资源消耗、组间定额支付标准相对水平失真等潜在问题,改革过渡方案中,支付标准应"就高"还是"就低"亦存在争议。DRG 和 DRG - PPS 的上述相关问题,值得地方改革实践加以重视,并统筹考虑以判定出适合本地的改革方案。

第五节　美国 DRG 付费制度改革经验及启示

为了方便医院管理,使医院的行为可以被测量和评估,1969 年耶鲁大学开始尝试按照病人分组来测量医院产出,由此开发出一套完整的病例分组系统——按疾病诊断相关分组(DRG)。DRG 基于"产品"的概念,能够对医疗服务领域的产出进行清晰界定和测量,研发过程得到了美国社会保障部门的资金支持。

一、美国 DRG 付费制度的发展历程

(一) 开发引入

Medicare 建立之初,采用的是按服务项目付费的事后补偿方式,但是这种

补偿方式带来了 Medicare 支出的连年急剧上涨,从 1967 年的年度 30 亿美元上涨到 1983 年的年度 370 亿美元,平均每年增长 17%,Medicare 开始出现偿付危机。在这种情况下,美国政府开始实施基于 DRG 的预付费制度(DRG - PPS),以向医疗服务"产品"付费的预付制度代替了向医疗服务项目付费的后付费制度,对同一诊断组中的每个住院病例按固定偿付额(flat rate)支付,由医疗照护与医疗救助服务中心(centers for medicare & medicaid services, CMS)负责实施。由此,美国成为世界上第一个实行 DRG 付费制度的国家。

(二) 推进实施

为了给医院留出调整和适应的时间,减小改革阻力,美国 DRG 付费制度采用了按医院财政年度逐步引入的方式,用 4 年时间实现了付费方式的完全转变。前 3 年采取组合费率,即由个体医院成本、区域费率和国家费率 3 部分组成,第一年组合费率主要由医院实际的医疗成本组成,逐步过渡至第三年费率主要由区域和国家费率的组成,第四年(1987 年)实现全部为国家费率(见表 8 - 2)。

表 8 - 2　DRG 付费制度的推进计划

年份	推 进 计 划
1984	75%个体医院成本＋25%区域 DRG 费率
1985	50%个体医院成本＋37.5%区域 DRG 费率＋12.5%国家 DRG 费率
1986	25%个体医院成本＋37.5 区域 DRG 费率＋37.5 国家 DRG 费率
1987	100%国家 DRG 费率

(三) 改革与更新

在保证医疗服务可及性的同时,为使医院能够得到合理补偿,美国社会保障法要求 CMS 每年对 DRG 的分组及相对权重进行更新,并于 1986 年成立专门的预付制评估委员会(Prospective Payment Assessment Commission, ProPAC)为 DRG 分组及费率更新提供建议。首先,由 CMS 委任专业公司对 DRG 分组进行更新,被委托公司通过对同一个 DRG 组中病例资源消耗及临床特征相似程度进行分析,确定是否需要对 DRG 分组进行修改。修改之后,进行两年的持续跟踪,以确定修改是否合理。对 DRG 分组完成更新之后,CMS 内部再按照"预算中立"的原则对 DRG 相关权重进行校正,即要求对医院某一服务的预计支付费用与 1984 年相比,变化幅度不得超过 25%。在整个过程中需要考虑通货膨胀以及医院生产效率、医学技术、治疗方式等其他因素的变化对医院资源消耗可能带来的影响。

1984年,美国第一版DRG包含23个主要诊断分类(major diagnosis categories,MDC),470个DRG。2008年CMS对DRG付费制度做了重要的修订,将疾病的严重程度纳入DRG分组与定价中,使DRG分组的数量成倍增长,2017年,美国DRG包含25个MDC,757个DRG。

二、美国DRG付费制度的核心内容

(一) 分组过程

美国对DRG分组时主要考虑以下5个因素:主要诊断、次要诊断(pre-defined diagnoses)、治疗手段、病例的人口学特征和出院时的状况。首先根据疾病主要诊断将病例分到25个MD之中;然后根据治疗过程是否有手术操作,将病例分到手术DRG与内科DRG两个组别之中;最后结合次要诊断、病人的年龄和性别、病人出院时的状况确定病例所属的最终DRG组别。其中,次要诊断主要是指合并症与并发症,共24种。由于次要诊断直接影响治疗内容和住院天数,2008年之后CMS结合次要诊断对疾病严重程度进行了3级划分:第一级指有重要的合并症和(或)并发症(major complication/comorbidity,MCC),第二级指有合并症和(或)并发症(complication/comorbidity,CC),第三级指无合并症或并发症(non-complication/comorbidity,non—CC)。

(二) 相对权重

相对权重指各组DRG病例的平均资源耗费相对于全部DRG病例的平均资源耗费程度。2008年以前,病例的资源消耗通过住院费用来衡量,数据来自医院向国会提交的年度成本报告。基于住院费用计算相关权重隐含的假设就是,费用和成本是相互关联的。但是后来很多研究发现,受竞争激烈程度、多方付费主体以及成本分摊方法等多种因素的影响,医院对不同DRG病例以及不同医院对同种DRG病例的收费行为是不一样的,用费用代替成本来反映不同病例的资源消耗并不恰当。因此,2008年开始引入成本费用比(cost to charge ratios,CCRs),假设各成本中心(cost center)的成本费用比固定,按照这个比值将病例费用转化为病例成本,用来计算相关权重。由此,相对权重的计算由基于收费转向基于成本。近年来,成本费用比在不断向精细化改进,以解释不同类型服务之间成本费用比的差异。

CMS用各医院的病例费用计算相对权重之前,首先要对费用进行标准化处理：排除不同劳动力市场工资水平的差异，不同医院住院医师培训活动频次与规模的差异，不同医院治疗的低收入病人比例的差异。通过标准化处理，使得不同医院的病例费用具有可比性。然后基于成本费用比将费用转化为成本。最后计算出各 DRG 组以及全国 DRG 病例的平均成本，两者比值即为相对权重。各个 DRG 组的平均成本计算过程中都剔除了治疗费用极高病例（仅指统计意义上的极端值）的影响。

（三）定价与支付

Medicare 对医院的运营成本及资本成本均通过 DRG 打包付费的方式进行补偿，包括病人住院期间的费用、病人入院当天产生的费用以及住院前 3 天在入住医院门诊部所接受的诊断服务和非诊断服务产生的费用。

1. 基础费率和基础价格

DRG 的基础价格是权重与基础费率的乘积。基础费率受区域地理因素和市场条件的影响，分成运营基础费率和资本基础费率两个部分单独计算。调整后的运营基础费率＝（工资指数×劳动相关基础费率）＋（非劳动相关基础费率×地区生活成本指数），调整后的资本基础费率＝资本基础费率×工资指数×地区生活成本指数。

（1）运营基础费率分为劳动相关和劳动无关两部分，劳动相关部分受工资指数（WI）调节，以反映不同地区劳动成本的差异；当 WI＞1 时，劳动相关部分占联邦运营基础费率的 69.6％；当 WI≤1 时，劳动相关基础部分占联邦运营基础费率的 62％。劳动无关部分受地区生活成本调整指数调节（cost of living adjustments，COLA），除了阿拉斯加和夏威夷外，2016 年，美国其他各地区的 COLA 都为 1。

（2）资本基础费率内部没有进一步划分，整体受地区工资指数与生活成本调整指数（COLA）的调节。

2. 政策性补偿支付

在实际对医院进行补偿时，除了区域地理因素外，CMS 还综合其他影响医院成本的因素，制订了一些特殊的补偿政策对基础价格进行调节。

（1）对于教学医院，考虑到它们可能因承担教学任务而有更多的间接成本支出（如房屋、材料等），CMS 会根据医院承担教学任务的强度增加了医院的报销费用额度。

（2）对于收治的低收入病人比例过高的医院，CMS 会根据这一比例高出联邦基准比例的程度分档提高对医院的报销费用额度。

（3）对于使用某些特定新治疗技术的病例，即使这些新技术本身可能会带来高昂的医疗成本，但若经过论证后发现这些新技术的使用能够在很大程度上改善病人的临床治疗效果，CMS会对使用新技术的病例增加报销费用额度以补偿额外成本。

3. 线外病例与转诊病例的支付

（1）为了提高一些危重病人对高质量医疗服务的可及性，对于住院床日数过长、治疗成本过高的线外病例，医院通过申请之后，超过合理住院天数的或超过临界值的线外实际成本都可以得到一定程度的补偿。

（2）对于住院日过短以及转诊到其他急诊医院或者护理机构的病例，CMS则会相应降低付费标准。

4. 质量调整方案

为了能够有效制约医疗服务提供的质量，CMS在实行DRG付费制度之后引入了多种质量调整方案，其中包括：

（1）医院获得性疾病削减计划（hospital-acquired condition reduction program，HAC）。该计划根据病人入院后的安全性以及是否有特定疾病感染情况，对医院进行评估打分，规定对在风险调整质量评估中表现最差的25%的医院降低1%的医疗保险付费总额，旨在激励医院减少病人入院后发生获得性疾病的情况。

（2）医疗服务价值购买计划（value-based purchasing program，VBP）。该计划从所有参与医院的医保补偿额中提取一部分作为基金，然后从医院的安全性、临床护理表现、效率及医疗成本降低情况、病人就医体验与医患沟通四个方面对医院服务质量及质量改进情况打分并综合排序，根据排序情况将预先提取的医保费用按照相应比例重新分配给相应医院，鼓励医院提高医疗服务质量。

（3）再入院减少计划（hospital readmissions reduction program，HRRP）。该计划对于特定的如心力衰竭、急性心肌梗死、肺炎等疾病的再入院率进行控制，当医院这些疾病的30天内再入院率超过Medicare规定的再入院率时，Medicare会采取降低报销费率的措施作为惩罚，以减少医院的投机行为，提高医疗服务质量。

（四）监督与审查

为确保医疗服务以一种合理、必要且具有成本效果比的最优方式提供，美国成立了专门的同行审查组织（peer review organizations，PROs），与卫生与人力资源服务部（department of health and human services，HHS）共同监管 DRG 付费制度的实施。同行审查组织的审查职能包括：

（1）医院提供的诊断信息的有效性。

（2）医疗服务提供的完整性、适当性和质量。

（3）入院与出院的合理性。

（4）Medicare 额外支付的线外病例的合理性。

同行审查组织针对医院的不合理行为有权拒绝向医院支付报销费用，并向卫生与人力资源服务部报告要求进一步的强制措施。

三、美国 DRG 付费制度的影响以及制度设计中存在的问题

引入 DRG 付费制度后，固定的补偿费率迫使医院改进管理行为，降低医疗服务成本，提高成本效果。Medicare 实现了医疗费用降低、住院床日数缩短、医疗服务质量改进等目标。2015 年联邦运营费率仅增加了 1.1％，远低于 1967—1983 年年均 17％ 的增长率。但与此同时，DRG 付费制度也带来一些负面影响。一是许多医院开始专注于治疗能够从 DRG 获利的病人；二是不稳定健康状态出院的情况越来越多；三是医院将部分任务和治疗过程转嫁给不受 DRG 付费体系限制的医疗机构；四是医生有意识地过度编码；五是由于美国商业医疗保险发达，各家医院往往有多个保险付费方，医院可以将医疗成本转嫁至 DRG 付费范围之外的病人身上，危害了其他病人及私人保险方的利益。

目前美国 DRG 付费制度被很多国家学习和效仿，但相比后起国家，它的制度设计存在一些不足之处：一是未建立统一的成本核算体系，病例成本通过统一的成本费用比转化而来（2015 年数据），成本核算的粗放性以及数据的滞后性会影响相对权重计算，进而影响补偿费率的准确性；二是 DRG 分组相对较少，疾病严重程度只有三级划分，使得 DRG 组内病例资源消耗及临床特征的同质性会相对较差。

四、对我国的启示

（一）完善病例首页信息，搭建统一的信息管理平台

完整的病例信息和标准统一的临床数据是实施 DRG 分组及付费的重要支撑。美国实施 DRG 付费制度之初，面临的一个重要问题就是病例信息的不完整和录入标准的不统一，不同的数据库之间不能实现无障碍的数据传递。为此，2002 年起，美国通过联邦法规强制所有医院采用国家统一的数据标准。

在我国,病例首页信息的不完整与质量低下已经是一个困扰医疗卫生领域改革推动者与学术研究者多年的问题,在推进 DRG 付费方式改革的趋势下,提高病例信息数据质量势在必行。如果能够搭建全国统一的信息管理平台,将各医院病例信息、成本数据直接上传至统一的数据库,将会更便于病例成本与相对权重的计算。

(二) 充分考虑区域地理因素,科学确定费率标准

费率的确定是推进 DRG 改革的关键所在。费率制定过低,医院因为得不到合理的补偿,可能会采取减少服务的方式降低成本,危害医疗服务质量;费率制定过高,则可能会造成医疗卫生资源的浪费。美国借助工资指数及地区生活成本指数来弥合不同地区因为劳动力成本以及生活成本差异造成的医疗成本差异。我国地区之间、城乡之间发展水平差距很大,在劳动力市场、消费市场上的差异要比发达国家更加显著,这种情况下的不同医院提供医疗服务花费成本也大不相同。为了确保不同地区的医院都能够得到合理的补偿,应该充分考虑区域地理因素,合理确定不同地区的 DRG 费率标准。

(三) 将医疗服务质量作为对医院补偿的影响因素之一

DRG 付费制度下,固定补偿费率的方式较其他医保付费方式易造成医疗服务质量削弱。近年来,美国先后实施了 HAC、VBP 及 HRRP 等一系列计划,对服务质量高的医院进行奖励,对服务质量低的医院进行惩罚。我国既可以学习美国的方式,在 DRG 付费制度之外,制定其他质量控制计划来弥补 DRG 付费制度的不足;也可以考虑采用一种系统化的方式将质量因素引入 DRG 付费制度之中,从而直接影响补偿费率。

(四) 建立专门评估机构与审查机构,确保 DRG 付费制度合理运行

1986 年美国国会成立了专门的 DRG 付费制度的评估委员会,对 DRG 付费制度的实施效果进行评价,并对其更新方案提出建议,如因为医疗技术进步或通货膨胀需要提高费率,因为生产力的提高需要降低费率等。此外还有专门的同行审查组织,对入院的必要性、入院的合理性、分组准确性、医疗服务的完整性与恰当性以及转诊病例和线外病例进行重点关注。评估与审查是确保 DRG 付费制度实现预期改革效果的重要保证,中国的国情并不例外,同样需要设立专门的机构,以保证 DRG 付费制度合理运行和及时更新;同时对 DRG 付费制度的评估与审查予以制度化。

中国经验加上国际视野,DRG 数据和分析一定能深入应用到医疗体制改革的众多方面。

第九章

万达视角：DRG 信息系统在医疗服务绩效评价中的应用

第一节　DRG 信息系统应用背景与总体设计概述

一、背景概述

近年来，国内医院绩效管理研究主要对医院的病种、病例分组、手术分级、收费项目以及代表性病种开展绩效管理评价，各类绩效评价都突出坚持和体现公立医院的公益性质，提高医院管理的效率，降低医院运行成本，改善医疗服务结果以及通过科学合理的薪酬安排和员工职业发展充分调动医务人员积极性。公立医院改革不断深化对医院病种分类以及绩效管理提出了更高的要求。中共中央办公厅和国务院办公厅转发《国务院深化医药卫生体制改革领导小组关于进一步推广深化医药卫生体制改革经验的若干意见》中明确提出将建立以公益性为导向的考核评价体系作为改革深化的重要内容。针对医院病种分类绩效管理是建立公益方向、管办分开、政事分开、权责明晰、监管科学的现代医院管理制度的重要内容，是医院科学化、专业化、精细化管理的有力工具。同时随着计算机、互联网技术的发展，开展大数据背景下的医院科研项目、成果、获奖等分析评价研究，形成有价值的评价报告和绩效数据，对医院科研、临床医疗水平的提高有重大作用，为医院的科学管理和决策提供了有力依据。

2015 年，国家卫生计生委(现国家卫健委)陆续发布《关于开展疾病诊断相关分组(DRG)协作工作的通知》及《关于进一步加强疾病诊断相关分组协作工作的函》,旨在将北京市住院医疗 DRG 管理平台推行至全国 15 个省市(北京市、天津市、内蒙古自治区、上海市、江苏省、浙江省、安徽省、江西省、山东省、湖南省、广东省、重庆市、四川省、云南省、陕西省)。国家"十二五"规划明确指出"以信息共享、互联互通为重点,建立完备的卫生信息化体系,对于方便群众就医,规范医疗服务行为,提高医疗卫生服务质量和效率,进一步满足全省人民群众日益增长的医疗卫生服务需求,促进人人享有基本医疗卫生服务具有重要意义"。

根据国家部署,上海自 2009 年启动新一轮医改,取得了阶段性成效。2016年,上海被列入全国第二批省级综合医改试点,上海市政府随后制定《上海市深化医药卫生体制综合改革试点方案(2016—2020 年)》(以下简称试点方案),围绕提高市民群众和医务人员两个"获得感",立足于破瓶颈、求实效、强管理、补短板,聚焦体制机制,强化联动改革,提出了 10 个方面共 50 条改革举措。

2019 年 6 月,上海发布了《关于 2019 年度开展本市职工医保住院费用按大数据病组分值付费试点工作的通知》(沪医保医管〔2019〕53 号)(以下简称《通知》),上海市医疗保障局将基于病组分值的"总额预算、病组赋值、按月申报、年终清算"的原则,探索运用大数据体系,实现本市医保基金对定点医疗机构提供更完善、更有效、更精细的结算支付服务,引导规范诊疗行为,保证医疗质量,控制自费费用不合理增长,促进医疗机构的运营和医疗服务的发展更科学、更持续,最终实现本院达到全国试点医院群的医疗服务能力、运营管理治理以及费用合理控制三方面的顶尖水平。

疾病诊断相关分组的主要特点是以病例的诊断和(或)操作作为病例组合的基本依据,综合考虑了病例的个体特征,如年龄、主要疾病、并发症和伴随病,将临床过程相近、费用相似的病例分到同一个组(DRG)中。DRGs 属于一种综合体系,与其他管理理念相比,着重分析了不同疾病的严重性及复杂性,将医疗卫生机构的实际医疗需求及相关资源在诊疗过程中的使用状况作为关注的热点问题,在医疗服务绩效评价、医疗费用管理等方面均有着比较深入的应用。

二、总体设计

本系统是 B/S 架构,支持快速部署、快速应用、快速见效的统计、分析、评价及考核,旨在为管理部门提供基于网站(BS)架构的综合展示分析,实现对病种指数的关键指标、业务专题以及报表的图形化展现，帮助用户快速了解业务现状及趋势。

　　系统总体设计如图9-1所示，系统整体结构根据不同层次和功能归类，在系统建设的标准规范体系和信息安全体系基础之上分为资源支撑、接口接入、数据处理、数据仓库与交互应用等功能层。

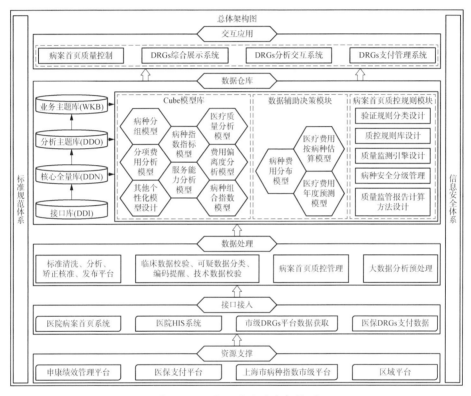

图9-1　DRG系统总体架构图

第二节　系统功能

一、病案首页质量控制

　　病案首页质量控制包括采集病案首页信息、住院相关明细、住院感染信息、住院不良事件信息、住院投诉纠纷信息和基础数据填写规范、同质化标准对接、病案审核流程、业务规则库、填写实时提醒、提醒遵从率、可疑病例提醒、病种(医疗安全发生率)提醒等级、病种成分分析管理、封存/解封、借阅管理以及最终给出的监管质量报告。

质量控制的内容包括以下几个方面：①基础标准规范管理；②同质化标准同步；③病案修正记忆库；④诊断、手术无效剔除库；⑤诊断并发症关联库；⑥病种安全分级库；⑦病种成分分析库；⑧病案基础数据检测；⑨病案业务检测；⑩病案查询；⑪病案管理；⑫病种成分分析；⑬病种安全分级管理；⑭可疑病例跟踪；⑮归档基础数据项标化提醒；⑯临床业务符合度提醒；⑰规则提醒分析汇总跟踪；⑱病案归档流程实时监控；⑲封存/解封管理；⑳借阅管理；㉑质量监管报告。

二、DRG 综合展示系统

从医院病案系统或区域平台中提取病案首页数据和医院费用数据作为元数据，对元数据进行抽取、转换、加载处理后，形成涵盖多维度的绩效分析数据库，结合 DRG 分组引擎，生成适合医院绩效考核评价的各项指标。

其功能包括病例入组统计、病例基本情况、基于 DRG 的绩效统计分析(服务能力、医疗绩效、医疗安全等情况)。

(1) 可按时间段查询医院常规指标、DRG 相关指标。

(2) 重点科室横向比较，指标包括：CMI 分级、服务能力、服务效率、费用占比、中药饮片率。

(3) 可按时间段、付费类型统计全院的绩效分析，包括：全院统计指标-服务能力、全院统计指标-服务效率、全院统计指标-服务质量等。

(4) 可按时间段、科室、付费类型统计科室绩效分析，包括病例情况、服务能力、服务效率科室情况、指标详情(出院病例数)、指标分布图、出院病例数趋势图。

三、DRG 分析交互系统

1. 服务效率管理交互系统

根据时间节点，按照所有医院等级选项搜索，可以统计出本区域内所有医院的占比，包括出院人数、出院人次、总权重、CMI、DRG 组数、MDC 个数及能力指数统计，通过对各种指标数据的监测，达到对医疗机构的服务效率的管理，主要表现在以下几方面：

(1) 人力效率分析：对所有医院的信息进行统计，按照医院的每医生出院人次、每医生出院人次增长率、每医生手术人次、每医生权重、住院手术人次增长率进行横向比较。

（2）床位效率分析：对所有医院的信息进行统计，按照医院的每医生平均住院床日每床日权重、时间消耗指数等进行统计。

（3）费用效率分析：对所有医院的信息进行统计，按照医院的每医生例均费用、费用消耗指数、药品指数、耗材指数进行统计。

2. 服务质量管理交互系统

该系统建设旨在满足用户对于医疗机构的服务质量管理，包括医护、处方、用药、检验、住院质量等方面的管理需求。系统对所有医院的相关信息进行统计，按照医院的各科每位医生，对死亡例数、死亡率、低风险死亡人数、低风险死亡率、中低风险死亡人数、中低风险死亡率、中高风险死亡人数、中高风险死亡率、高风险死亡人数、高风险死亡率等进行横向对比统计分析，实现对医疗服务质量的综合评价。

3. DRG指数分析交互系统

通过界面展示全市、区各级各机构的如下指数标准值：

通过全市、区住院指数标准值、住院药品指数单价标准值、住院耗材指数单价标准值可统计各指标偏离度及在全市的排位情况。其指标包括如下。

（1）住院平均指数CMI：住院平均指数CMI及住院平均指数CMI排位用于评估本机构、科室、学科、医生组收治的病种复杂程度和能力水平，以及在全市的横向比较情况。

（2）住院指数单价：指数单价偏离度及指数单价排位用于评估本机构、科室、学科、医生组收治的病种技术标化后的费用水平和资源消耗情况，以及在全市横向的比较情况。

（3）住院药品平均指数CMI：住院药品平均指数CMI及住院药品平均指数CMI排位用于评估本机构、科室、学科、医生组收治的病种在用药方面的复杂程度和能力水平，以及在全市的横向比较情况。

（4）住院药品指数单价：住院药品指数单价偏离度及住院药品指数单价排位用于评估本机构、科室、学科、医生组收治的病种在用药方面技术标化后的费用水平和资源消耗情况，以及在全市横向的比较情况。

（5）住院耗材平均指数CMI：住院耗材平均指数CMI及住院耗材平均指数CMI排位用于评估本机构、科室、学科、医生组收治的病种在耗材使用方面的复杂程度和能力水平，以及在全市的横向比较情况。

（6）住院耗材指数单价：住院耗材指数单价偏离度及住院耗材指数单价排位用于评估本机构、科室、学科、医生组收治的病种在耗材使用方面技术标化后的费用水平和资源消耗情况,以及在全市横向的比较情况。

四、DRG 支付管理系统

结合医保相关政策,针对城保支付范围,为本院合理控制医疗费用,应对医保基于大数据病种指数的支付方式提供科学有效的管理决策系统。

医保支付管理决策子系统主要从医保体量分析、医保费用盈亏情况分析预测、支付结构分析、支付率分析、指数单价偏离度分析预警及个案回溯实现医院费用的精细化管理,提供院-科-医-病种四个维度的逐级下钻分析功能,精确到病案的分析追溯,为医院管理者提供准确合理的决策依据。

第三节　案例介绍

一、登录及系统概述

登录及系统包括以下部分。

（1）功能概述：登录系统及模块构成情况。

（2）功能详情：输入用户名和密码,点击登录进入界面,页头显示登录人、时间、退出、帮助。登录界面如图 9-2 所示。

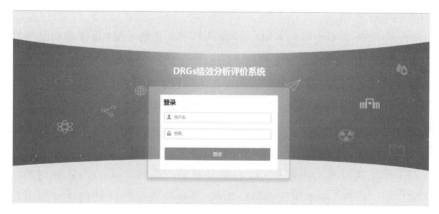

图 9-2　DRGs 绩效分析评价系统登录界面

二、绩效分析

绩效分析共分为 5 个部分，分别是全院统计、科室统计、医生病案查询、病案分组查询和 DRG 分析报表，如图 9-3 所示。

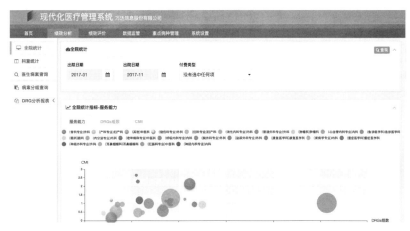

图 9-3 现代化医疗管理系统

三、全院统计

（1）功能描述：提供图表方式，按时间段、付费类型展示全院统计指标-服务能力（见图 9-4）、服务效率、服务质量、服务能力、服务效率。

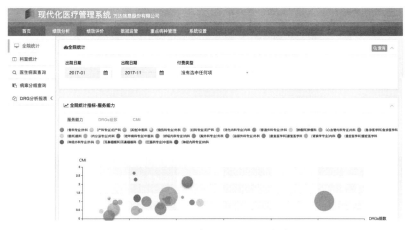

图 9-4 全院统计指标——服务能力

（2）服务能力：科室 CMI 服务能力、科室 DRG 组数、科室 CMI 指数，如图 9-5 所示。

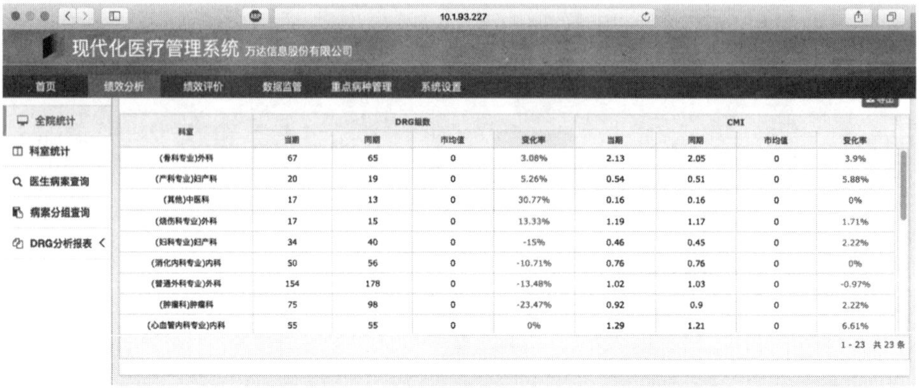

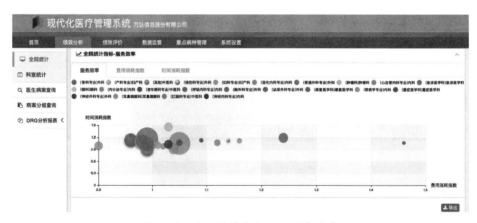

图 9-5　科室绩效分析

（3）服务效率：科室时间消耗指数、费用消耗指数以及科室时间消耗与费用消耗指数的对比，如图 9-6 所示。

图 9-6　全院统计指标——服务效率

（4）服务质量：科室中低风险死亡率当期、历史与市均值的对比，如图 9-7 所示。

（5）服务能力：科室 DRG 组数、当前值、历史同期、市均值的对比；科室 CMI 当前值、历史同期、市均值的对比，如图 9-8、图 9-9 所示。

（6）服务效率：科室费用消耗指数、时间消耗指数的当前、历史、市均水平的对比,如图 9 - 10、图 9 - 11 所示。

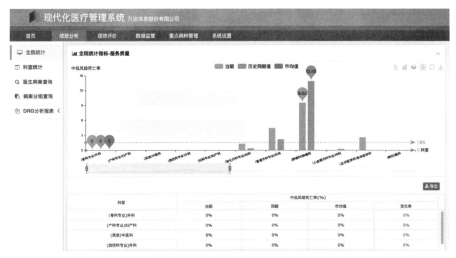

图 9 - 7　全院统计指标——服务质量

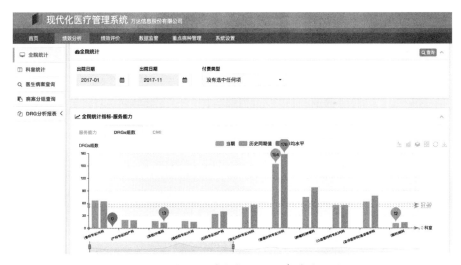

图 9 - 8　全院统计指标——服务能力(一)

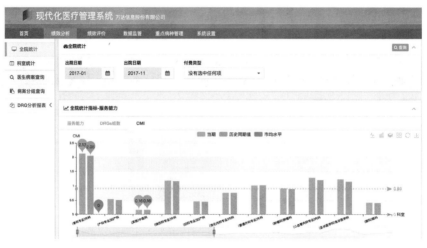

图 9-9　全院统计指标——服务能力(二)

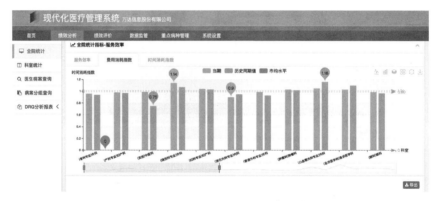

图 9-10　全院统计指标——服务效率(一)

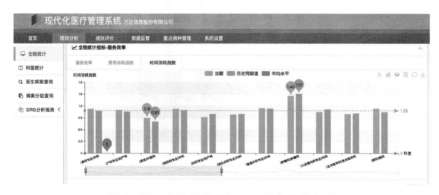

图 9-11　全院统计指标——服务效率(二)

四、科室统计

（1）功能描述：根据出院日期、科室、付费类型统计病区的病例情况、服务能力、服务效率，如图 9 - 12 所示。

（2）病例情况：出院病例总数、DRG 入组病例数、入组率、DRG 组数、出院大于 60 天为入组病例、主要诊断为入组病例、手术与诊断不匹配未入组病例、指标详情（出院病例数）、指标分布图、出院病例数趋势图。

（3）服务能力：病区 CMI。

（4）服务效率：病区时间消耗指数。

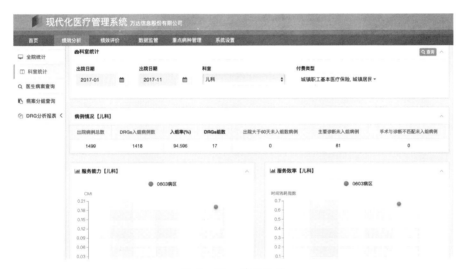

图 9 - 12　科室统计

五、医生病案查询

功能描述：根据出院日期、科室、付费类型、医生展示医生的出院病例数、死亡病例数、死亡率、低风险死亡率、诊断相关组数、平均住院日等，如图 9 - 13 所示。

六、病案分组查询

功能描述：根据出院日期、科室、付费类型、病案号、组织架构、疾病分组展示病案详情，如图 9 - 14 所示。

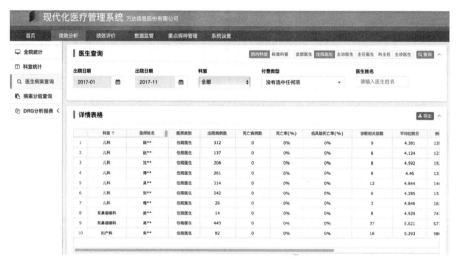

图 9-13　医生查询界面

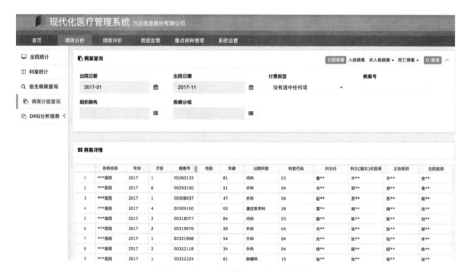

图 9-14　病案分组查询界面

七、DRG 分析报表

（1）功能描述：根据日期用图表的方式展示科室的 DRG 报表、MDC 情况。

（2）DRG 总体报表：根据日期展示科室总病例数、入组病例数、入组率、总权重、DRG 组数、CMI 时间消耗指数、费用消耗指数等，如图 9-15 所示。

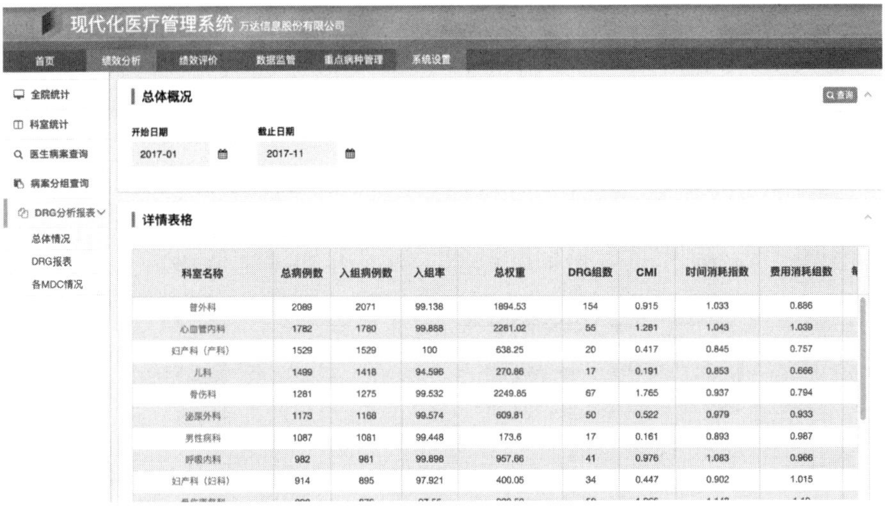

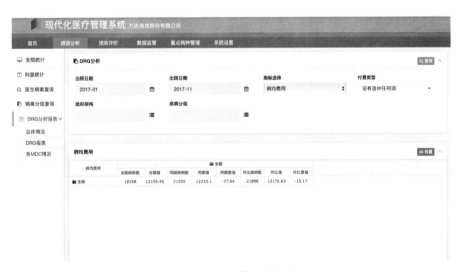

图 9-15　DRGs 分析报表界面

（3）DRG 报表：根据出院日期、指标、付费类型、组织架构、疾病分组展示例均费用，如图 9-16 所示。

图 9-16　例均费用查询界面

（4）MDC 情况：根据日期展示 MDC 情况，包括 MDC 描述、分析病例数、

QY 病例数、DRG 组数、例均费用、平均住院日、死亡病例数等,如图 9－17 所示。

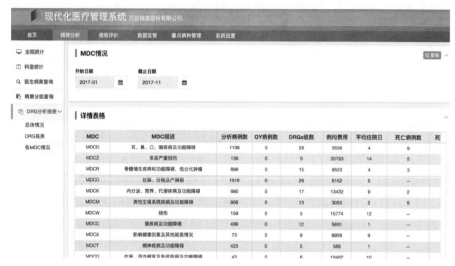

图 9－17　MDC 情况详情表格

第四节　绩 效 评 价

绩效评价分为 2 个部分,病种指标和科室指标。

一、病种指标

功能描述:根据日期、科室、病种、DRG 编码展示病种、DRG 编码、DRG 名称、本院病例数、全区病例数、本院总权重、全区总权重,如图 9－18 所示。

二、科室指标

功能描述:根据年月展示科室指标的本院总权重、时间消耗指数、费用消耗指数、CMI、本院占比、区总权重、区占比,如图 9－19 所示。

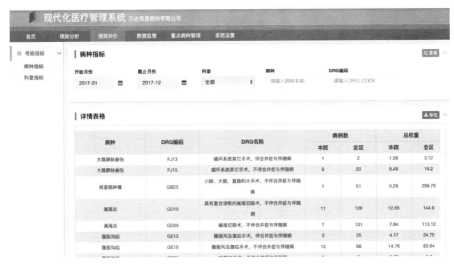

图 9-18 病种指标

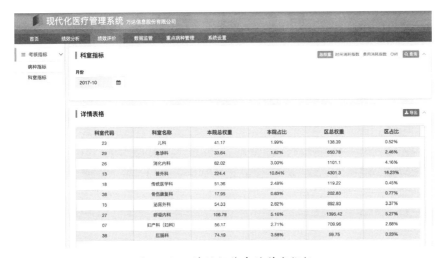

图 9-19 绩效评价中的科室指标

第五节 重点病种管理

重点病种管理共分为 3 个部分，病种概况、病种病区诊疗组和病种设置，如图 9-20 所示。

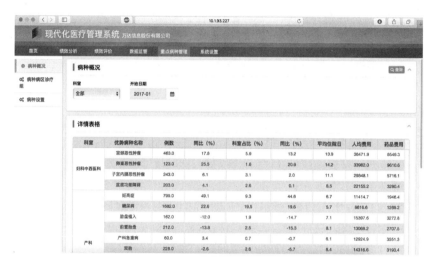

图 9-20　重点病种管理界面

一、病种概况

功能描述：根据科室、日期查询科室重点病种的情况，包括：科室、优势病种名称、例数、同比、科室占比、同比、平均住院日、人均费用、药品费用、药占比、耗材费用、耗材占比，如图 9-21 所示。

图 9-21　病种概况

二、病种病区诊疗组

（1）功能描述：根据科室、病种、日期查询病种病区诊疗组的病种院区情况、病区详细情况、诊疗组情况。

（2）病种院区情况：包括院区、例数、占比、平均住院日、日均费用、药品费用、耗材费用、人均费用、药品费用、药占比，如图9-22所示。

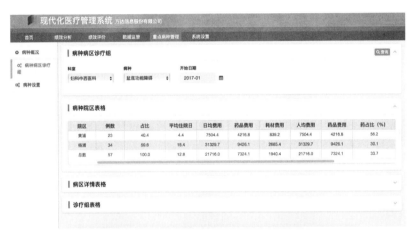

图9-22　病种院区情况

（3）病区详细情况：包括病区、例数、占比、平均住院日、人均费用、药品费用、耗材费用、药占比、耗材占比，如图9-23所示。

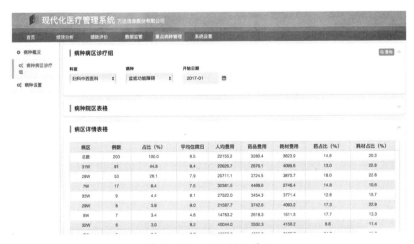

图9-23　病区详细情况

（4）诊疗组情况，包括：诊疗组、例数、占比、平均住院日、均次费用、药品费用、耗材费用、药占比、耗材占比，如图9-24所示。

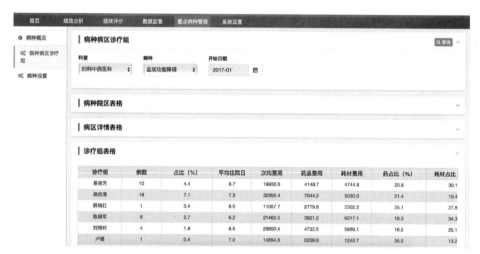

图9-24　诊疗组情况

三、病种设置

根据科室、病种查询维护科室、病区的优势病种，如图9-25所示。

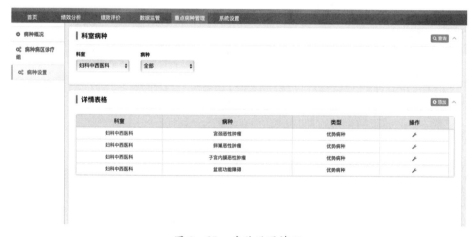

图9-25　病种设置情况

第六节　支付管理

1. 医保体量分析

通过全院城市保险(下简称"城保")例数及占比、城保费用及占比,反映医保费用管理对全院的影响度。该功能包括医保费用分析、医保例数分析和医保体量细化分析等。

2. 医保费用盈亏情况分析预测

根据全市大数据病种分值标准,分析医院医保费用的盈亏情况及趋势,使不同级别的医院管理者了解各自关心的初始支付情况、医保预计发生情况及趋势等。

该功能包括医保费用全院盈亏情况分析、科室盈亏分析、病种盈亏分析、三维盈亏预测(院、科、病种)等,如图9-26所示。

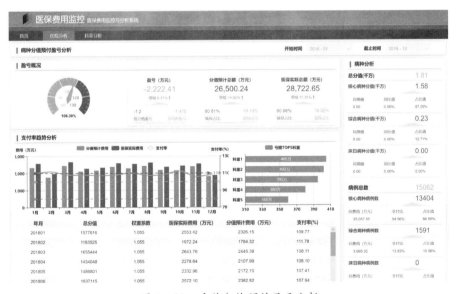

图9-26　病种分值预付盈亏分析

3. 支付结构分析

将医院所有病种分为核心病种、综合病种和床日病种三类,统计分析本院的三类病种分值及其同期值、同比值与占比值,展现支付结构,辅助管理者合理分配资源,优化病种结构。

该功能包括三类病种占比分析、三类病种支付分析和支付结构变化趋势等。

4. 支付率分析

基于大数据模型,利用可视化手段,展示本院不同年月的分值预计费用、医保实际费用、支付率等内容。同时以表格形式展现全院的各类指标,包括总分值、权重系数、医保实际费用、分值预计费用、支付率、每分值费用等。

该功能包括全院支付情况分析、科室支付情况分析、病种支付情况分析和支付率趋势分析等。

5. 指数单价偏离度分析预警

根据指数单价正、负偏离,对"院-科-医-病种"4 个不同维度的医保费用进行盈亏预警,并分析存在偏离度较大的科室及病种,辅助管理者合理分配资源,选取重点病种。

该功能包括偏离度预警、高偏离度科室分析、高偏离度病种分析和重点关注内容设置等。

6. 个案回溯

提供病案检索功能。辅助管理者准确定位到关注的具体病案,有助于分析具体情况,解决主要问题。

第十章

上海联众 DRG 院内绩效考核分析平台在医院精细化管理的应用

第一节 上海联众 DRG 系统应用案例的背景概述及建设成效

一、四川省人民医院与上海联众网络信息有限公司的背景概述

1. 四川省人民医院

四川省人民医院于 1989 年被评为首批国家三级甲等医院,2002 年与四川省医学科学院(前身为中国医学科学院四川分院)合并,成为四川省医学科学院四川省人民医院。2012 年,由四川省人民政府与中国科学院合作共建的中国科学院四川转化医学研究医院挂牌。2013 年,与电子科技大学合作共建电子科技大学医学院,挂牌电子科技大学附属医院。

医院拥有世界一流的达芬奇机器人手术系统、PET－CT、TrueBeam 直线加速器等医疗设备,开展了器官移植、细胞移植、大血管、瓣膜置换等高新手术,拥有人类疾病分子生物学与基因检测技术、人胰岛细胞分离和移植技术等一大批具有国际先进水平的尖端技术,是国家卫健委"优质护理服务示范工程"重点联系医院,首批国家级临床护理重点专科及护士岗位管理试点医院。

医院学科齐全,包括 6 个国家临床重点专科(检验科、临床护理、肾脏科、急诊医学科、重症医学科、临床药学),4 个四川省重点实验室(人类疾病基因研究、超声医学、器官移植转化医学、个体化药物治疗),29 个省级重点学科,15

个省级质量控制中心,19 个研究机构和多个国家级基地、医疗协作工作组(中心),构成了强大的优势学科集群。

2. 上海联众网络信息有限公司

上海联众网络信息有限公司(以下简称"上海联众")成立于 1999 年。成立 20 多年来,上海联众全心致力于医疗产品的软硬件开发,承接各种大中型医院软件开发和系统集成项目,例如医院 HIS、电子病历、病案无纸化、上海 DRG 分组器、DRG 绩效分析平台、DRG 医保支付系统、病案数据质控和智能编码等,公司具有完全自主知识产权的产品线。凭借着用心的服务态度、深厚的技术实力和优秀的产品质量,公司和 500 多家三甲医院与 2 000 多家二级以上医院展开了业务合作,其中覆盖了近 40%的全国百强医院,是国内医疗系统应用最广泛的医疗软硬件开发商。

二、DRG 系统的建设成效

和大多数医院一样,四川省人民医院之前的绩效考核还主要采用工作量考核方式,绩效奖金分配不合理的情况普遍存在,争议很大,尤其是儿科手术和开颅术都是三、四级手术,难度级别不合理,导致高水平的手术开展积极性不高,临床医生的考核一直是整个医院考核体系的难点。

2016 年底,四川省人民医院和上海联众网络信息有限公司确立合作,2017 年 1 月开始建设基于 DRG 的医院绩效分析系统(UniDRGs),该系统平台专用于医院医疗质量评价、病种结构监控以及医院的绩效分析。通过行业评价与专科排名,医院绩效改革和医疗质量追踪,专科发展与医院管理,提升了医院的管理水平。

四川省人民医院 DRG 绩效考核系统包含三方面核心内容: DRG 分组,手术分级和单病种监控。

系统提供 CMI、权重的分析排名,同时提供三四级手术和单病种的分析排名,这些数据客观真实地反映了每个医院的医疗质量,得到了医院和病人的认同,并极大地影响着医院的内部改革。CMI 的排名引导着医院合理分配医疗资源,让医院更加专注于权重值高的疾病,权重值低的疾病病人被合理引导到二级医院,促进了医联体模式的形成。三四级手术和单病种分析排名更直观地引导了病人对医院选择的走向,医院更加关注自己重点专科的发展建设,因为病人关注排名靠前的医院,医院专科化的趋势日益明显。DRG 应用于医院内部,对科室和医生进行 CMI、病种结构、三四级手术的考核,极大地提升了医生的积极性,提高了医疗服务质量。

系统上线以来,通过 DRG 的推广应用,让医院管理进入了精细化管理阶段。DRG 系统对每个出院病历展开分析,根据 DRG 组进行计算,包括 CMI、权重、手术分级、病种结构、单病种排名等,将过去单纯依靠工作量的考核转变成为依靠质量的绩效考核,原来粗放的考核指标转变为精细化管理。系统可以按病区、科室、工作组、学科、医生等为单位进行绩效分析计算考核,提高了医生的工作积极性和效率。

以四川省人民医院的某科室为例,根据 DRG 绩效考核要求,在床位数一定的情况下,医院考核提高了三、四级手术量要求,同时拉开了类似开颅手术与普通儿童手术的难度级别区分度,建立了新的三、四级手术难度标准。医生开始自发地减少病人住院时间。该科室采取了两个有效办法,一是改进治疗方式,应用先进的临床路径;二是严格控制术后感染。整个医疗组行动起来,手术前充分研究讨论治疗方案,做好手术准备,手术后年轻医生仔细清理手术部位后再缝合,减少感染甚至死亡风险。这些方法有效缩短了病人的住院时间,提高了床位周转率,达到了医院要求的指标。这些改变有着巨大的意义:一是提高了医生的积极性;二是为病人提供了优质的医疗服务;三是减少了医疗费用。这些改变产生了良好的社会效益。

通过 DRG 的考核,医院提供发展思路和考核办法,医生主动思考科室发展方向,数据代替经验,医院管理实现了质的飞跃;公开透明,让医疗过程评估考核可量化;推进分级诊疗,让疑难重症第一时间能得到治疗,让基层医院发挥防守第一线作用,让老百姓更加合理、科学地就医,实现了资源优化分配;以工作量、工作强度、质量安全为核心的绩效改革方式,打破了传统的大锅饭模式,真正起到了激励作用,使医生优劳优得、多劳多得。

三、业务结构

四川省人民医院的 DRG 院内绩效考核分析平台是由上海联众网络信息有限公司开发的具有自主知识产权的医院科学化、精细化管理系统。该系统帮助医院科学地应用 DRG 技术,提升了医院的医疗技术水平和管理水平。该系统的总体框架如图 10 - 1 所示,主要用于病案数据质量控制、医疗质量评价、病种结构监控和医院绩效考核,可以帮助医院在未来的发展中取得优势。

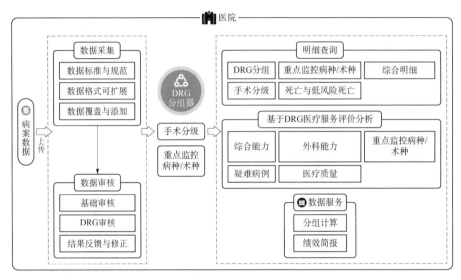

图 10-1　四川省人民医院的 DRG 系统框架图

第二节　上海联众 DRG 系统的应用展示

一、DRG 数据审核

在分组计算之前,预先发现数据质量问题,及时进行数据纠正,保证数据质量,如图 10-2 所示。

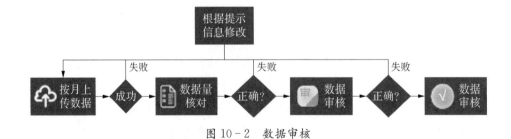

图 10-2　数据审核

错误数据说明如图 10-3 所示。

错误类型	说明
① 无法分组的诊断	无具体病因、无法反应本次住院的目的,如单胎、双胎;腐蚀伤等
② 无法分组的手术	无手术部位的部分编码
③ 无效主诊断	分娩结局、个人史、过敏史、术后状态等
④ 不规范诊断	不能用类目和亚目编码,要细目,7位或以上。比如:E11.112 2型尿病性酮症 却编码为 E11.1
⑤ 非标准编码	所有诊断编码和所有手术编码,均需要符合院内规定的编码库;自行扩展编码需要转换为标准编码后再上传

图 10‑3 错误数据说明

二、数据查询

基于院内病案数据采集、清洗后的结果灌入分组器,依据相应的分组规则完成 DRD 分组,输出病种各级维度的指标集,提供多维查询、高级检索分析功能,对数据实现下钻查询。

主要内容主要包括以下几个方面。

(1) 全院/科室/病区/医生情况,按时间维度(年、半年、季度、月)的汇总数据及明细数据查询。分角色、分权限为相关人员提供全量 DRG 指标,支持实时查看和下钻分析,如图 10‑4 所示。

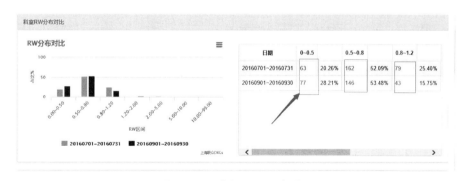

图 10‑4 科室 RW 分布对比

(2) 点击 RW 分布对比例数可查询该权重对应病例明细,也可输入 DRG 组或者病案号查询明细,如图 10‑5 所示。

三、DRG 视图分析

基于 DRG 医疗服务评价分析可从全院或指定科室多角度统计,分析包含综合能力分析、疑难病例能力分析、专科能力分析、外科能力分析、医疗质量分

DRGs组	DRGs组名称	RW	出院科室	病案号	出院日期	姓名	性别	年龄
B76B	癫痫或惊厥不伴有极重度或严重的并发症或伴随症	0.32	儿科	0000358675	20160702	王炫智	男	0
B76B	癫痫或惊厥不伴有极重度或严重的并发症或伴随症	0.32	儿科	0000359894	20160705	廖博涛	男	4
B76B	癫痫或惊厥不伴有极重度或严重的并发症或伴随症	0.32	儿科	0000361007	20160712	伊菲	女	2
B76B	癫痫或惊厥不伴有极重度或严重的并发症或伴随症	0.32	儿科	0000361720	20160716	罗慧清	女	9
B76B	癫痫或惊厥不伴有极重度或严重	0.32	儿科	0000361746	20160716	刘秀娟	女	5

图 10-5　病历明细

析等。

1. 综合能力 CMI

通过综合能力 CMI 能够直观地了解全院及各科室的工作量和工作质量及其变化,并与以往的数据进行比较。收治化疗、放疗等权重(RW)较低的住院病人将拉低全院及科室的平均 CMI 值。通过病种结构分布可以直观了解全院和科室收治的病种情况(见图 10-6、图 10-7)。确认哪些病种该收,哪些病种不该收,对强化专科能力有着重要作用。

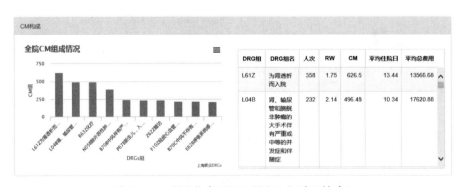

图 10-6　CM 构成(按照 CM 从大到小排序)

2. 疑难病例 RW

分析权重值较大的病例占总分析病例的比例,代表了医院疑难病例的诊疗能力,如图 10-8 所示。

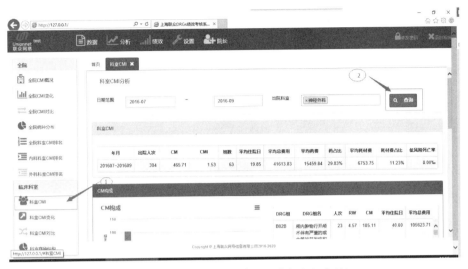

图 10-7　科室 CMI 分析(供科室主任查询)

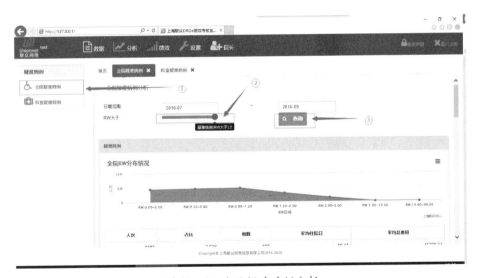

图 10-8　全院疑难病例分析

3. 外科能力

上海联众网络信息有限公司开发的 DRG 分组器中,包含手术分级库,手术分为 4 个等级。三四级手术代表了难度较高、耗时较长、风险较大的手术。

对手术进行科学的分级,可分析医院的三四级手术比例(见图 10 - 9、图 10 - 10),各级手术比值的大小代表外科能力的强弱。

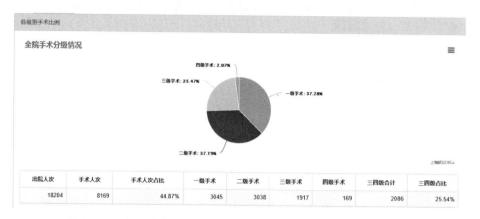

图 10 - 9　各级手术比例,其中手术级别取同手术人次的最高等级

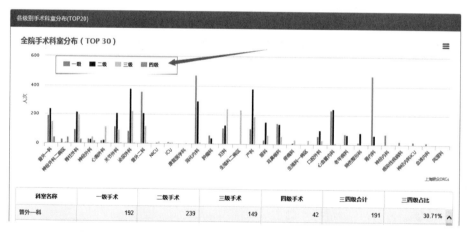

图 10 - 10　各级别手术科室分布,点击左上角的框可筛选级别

4. 重点监控

单病种考核的是专科能力,从各个专科中筛选反映该专科能力的病种,设置为单病种;单病种分组涉及所有的诊断和所有的手术编码,一份病案仅仅归类于唯一一个单病种,如一个病例满足多个单病种的入组规则,则根据各个单病种的优先次序,入组到优先级高的一个单病种组。

单病种的考核指标包括以下。

（1）出院人数、均次费用、均次药费、药占比、平均住院日。

（2）手术病种增加：术前等待时间、均次卫材费、卫材占比。

重点监控病种的情况如图 10 - 11、图 10 - 12 所示。

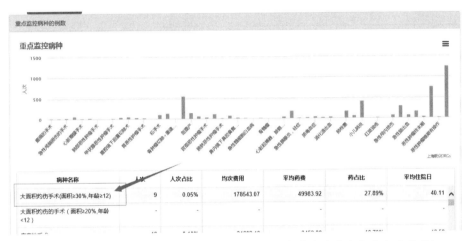

图 10 - 11　重点监控病种，点击框内病种名称可查询病种科室分布和病种明细

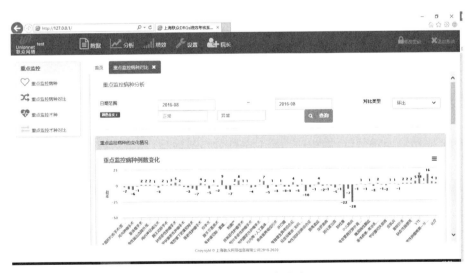

图 10 - 12　重点监控病种对比

5. 医疗质量

每个 DRG 组通过对医院的大数据进行分析后，设置了低风险死亡的评

级,分为0～4级,0级为低风险;1、2级为中低风险;3级为中高风险;4级为高风险。

死亡病例进入低风险DRG组将被统计为低风险死亡。病案的编码错误可能会造成风险较高的病例误入低风险组,因此需要确保病案数据的质量(见图10-13)。

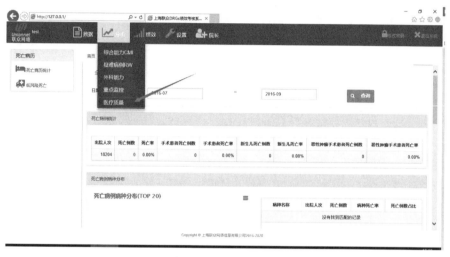

图 10 - 13 医疗质量

四、统计分析服务

1. 绩效分析

支持定期对DRG数据进行汇总分析并生成简报,简报内容包含医院收支人次量占比情况、医院数据质量、医院业务能力、疑难病例治疗能力、病种结构分析、外科能力分析、医疗质量情况等。此简报汇总一段时间内的所有数据情况与分析结果,可全面、客观、科学地给出医院在某段时间内的绩效情况,具有很强参考性。可帮助医院及时发现目前存在的问题,协助医院制订未来发展方针和方向。

平台部分绩效分析图如图10-14～图10-16所示。

2. 绩效报告

通过月报、季报、年度的数据分析(见图10-17),为医疗机构的发展现状提供客观评价和分析,有效引导医院按照自身功能定位开展绩效考核与评价,

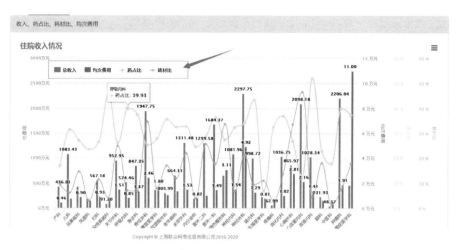

图 10‐14　住院收入

病种名称	例数		均次费用		药占比			耗材比		平均住院天数		术前天数	
	例	同比	万	同比	%	同比增减百分点		%	同比增减百分点	天	同比增减天数	天	同比增减天数
顺产	555		0.35		8.64%			5.61%		1.92		0.69	
剖腹产	156		0.91		25.68%			12.89%		4.85		1.29	
小儿肺炎	425		0.88		40.14%			5.81%		9.53		0	
鼻内镜下鼻腔鼻窦手术	34		1.1		26.77%			11.04%		9.59		3.22	
悬雍垂腭咽成形术	19		0.86		23.18%			14.27%		5.53		1.37	
子宫肌瘤手术	74		1.41		21.93%			15.06%		7.46		3.41	
卵巢恶性肿瘤手术	6		5.08		32.71%			8.97%		24.83		8.83	
宫颈恶性肿瘤手术	40		2		18.71%			14.10%		10.13		2.77	
子宫恶性肿瘤手术	9		3.91		29.07%			11.97%		21.44		7.78	
附件非恶性肿瘤手术	122		1.18		23.21%			13.31%		6.55		2.75	

图 10‐15　重点病种绩效，点击框内病种可查询病种科室分布和病例详细信息

形成科室与科室之间、医院与医院之间的质控目标与质控体系建设，主动查找与同级别、同类型医院之间的差距，分析原因，加强院内重点专科建设，加强医疗风险把控，控制医疗费用合理增长，持续提高医疗质量与服务效率以达到将DRG 更好地应用在医院精细化管理中的目的。

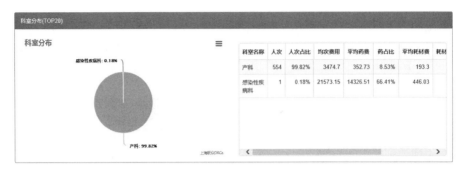

图 10 - 16　科室分布

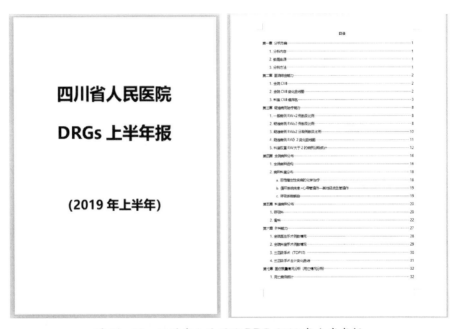

图 10 - 17　四川省人民医院DRGs2019年上半年报

第十一章

医利捷 DRG 信息系统及案例介绍

第一节　医利捷 DRG 信息系统的简介与功能总述

一、业务需求概述

医院、科室以及医护人员对于绩效管理存在以下需求。

（1）对于医生来说，他们十分关心自己的绩效考核结果、考核排名，同时希望能够对各项考核指标明细做到一目了然，从而进一步了解自己的业务水平。

（2）对于科室来说，科室主任希望能更加直观地了解科室各项业务运营以及医疗服务等情况，以便及时调整计划，为制订更加合理的业务目标提供支撑。

（3）对于医院来说，重点在费用控制及绩效考核方面，希望可实现分析病种与服务效率、费用等项目的关联，达成合理的费用控制等目标。

二、医利捷 DRG 信息系统简介

医利捷 DRG 信息系统基于澳大利亚版及上海申康版 DRG 分组器，包含了 26 个 MDC，共 600 多个分组。以基础版本为支撑，根据管理要求不断优化，现版本还参照美国版 DRG 进行了权重等信息的对比论证，DRG 权重默认来自医院历史收入数据，可根据要求进行调整。系统涵盖八大类指标：①DRG 权重，表示该专科的"产量"。②DRG 组数，表示该专科的覆盖病种。

③DRG覆盖率,表示该专科的医疗技术范围。④病例组合指数(CMI)值,表示该专科收治病例的平均技术难度。⑤时间效率指数,表示该专科治疗同类病例的时间长短。⑥费用效率指数,表示该专科治疗同类病例的费用高低。⑦低风险组死亡率,表示该专科治疗不该发生死亡病例的死亡概率。⑧结合其他传统类指标,如平均住院日、住院均次费、出院人次、住院费用、住院死亡人次等。

系统可实现从医院、大科、科室、病区、医生组以及医生六大维度进行分析,其中医院维度展示本院、分院的汇总信息,大科包括内科和外科及其他科室,科室分为临床科室以及成本科室等,病区主要是指临床科室下的病区,医生组指临床医生组,医生包括住院三级医生和手术医生以及其他医生,并可按照年、季、月、日的时间轴进行统计分析。

三、医利捷 DRG 系统功能总述

医利捷 DRG 系统涵盖学科、效率、工作量、质控、费用等业务领域,提供首页展示、学科分析、效率分析、工作量分析、指控管理、费用管理、定制化报表、分组器以及相关的拓展功能。

(1) 首页展示:DRG首页以仪表板(Dashboard)方式展示全院 DRG 概览情况,用户可以方便地查看医院维度下的各项 DRG 指标数据,页面可定制。

(2) 学科分析:包括 CMI 分析、DRG 组数分析以及 DRG 分组覆盖情况分析。

(3) 效率分析:实现时间、费用消耗指数,平均住院日以及住院均次费用的分析。

(4) 工作量分析:实现总权重分析、出院人次以及总费用的分析。

(5) 质控管理:实现低风险死亡分析,可查看死亡病人信息,可对接病人360系统,直接调阅打开病人 360 窗口。

(6) 费用管理:实现费控报表、DRG 预算、费控预算等管理。

(7) 定制化报表:可实现 DRG 明细、科室信息、DRG 指标以及医生信息等定制化报表。

(8) 分组器:系统提供功能性后台,允许操作人员调整后台分组器。

(9) 其他拓展功能。

① DRG 与临床路径创建。应用 DRG 分组器并使用历史数据进行 DRG 分组,通过 DRG 预测系统测算不同科室下的分组费率,基于分组费率测算

DRG 分组预算,并基于分组和预算值作为参考标准对临床路径进行设计调整。

②绩效评估参考:建立绩效评估模型,具体包括可分配奖金、服务奖金、绩效考核系数以及实发奖金额等。

可分配奖金＝基本奖金(不同聘任职称基数×职称人数)＋服务奖金;

服务奖金＝同期实发奖金×DRG 权重同比×CMI 同比＋组外单点绩效值×组外工作量点数;

绩效考核系数(KPI－100 分制):DRG 总权重数,CMI 值,费用消耗指数,时间消耗指数,低风险组死亡率,满意度,医德医风等;

实发奖金额＝可分配奖金×KPI×预算控制系数×成本控制率±限高托低＋单项考核奖罚。

③协助病种成本核算:按科室为对象进行汇总,把各项支出合理分配到项目中,将成本与 DRG 分组合理合并,协助病种成本核算。

第二节　医利捷 DRG 信息系统详细功能介绍

医利捷 DRG 信息系统的建立有助于实现对医院服务效率、费控、资源利用等合理评价,从而有效地提升医院管理水平,合理优化资源配置,提升服务质量,实现医疗费用合理化,缓解病人看病贵等问题。

医利捷 DRG 信息系统目前已在复旦大学附属华山医院等医疗机构上线应用,主要用于医务管理分析中,同时正在探索将 DRG 应用于包括绩效在内的管理体系中以及其他方面,比如可根据不同管理需求调整权重算法,在药品零加成的前提下去除药品费在权重核算中的数值,以及 DRG 分组可基于统计学原理,结合医院历史数据进行调整和升级等。

医利捷 DRG 信息系统在复旦大学附属华山医院实现的功能包括基础功能首页、科室 CMI 指数分析、医疗服务产能和效率分析、科室权重排名分析、效率分析、医疗服务安全分析、死亡风险评分、分组情况分析等,具体介绍如下:

一、DRG 基础功能首页

DRG 首页可展示全院 DRG 概览情况,用户可以方便查看医院维度下的各项 DRG 指标数据。通过右侧的使用总结可以发现,若 DRG 组数降低,则反映医院收治的病人疾病类型更为集中;CMI 上升说明医院医疗水平得到提升;总权重增加,说明医院实际产出增加。

二、科室 CMI 指数

CMI 反映了机构治疗的难度,报表(见表 11 - 1)反映的是科室收治病人难度的情况,当前使用收费费用来测定 CMI 指数,通常外科手术的难度比重会较大。可针对不同的科室进行 CMI 计算方法的调整,比如适当扣除药费、床位费等费用影响因素并添加诸如教学、科研方面的影响因子。

表 11 - 1　科室指标明细表

科室名称	CMI	总权重	收入	死亡人次	出院人次	平均住院日
脊柱外科	5.04	6 946.42	95 686 670.88	0	1 377	11.45
神经外科 ICU	4.49	220.06	10 120 389.71	4	49	26.92
普外重症二科	3.97	51.55	4 578 857.45	5	13	22.38
重症二科	3.93	538.66	25 662 469.66	80	137	15.26
关节外科	3.78	4 475.58	49 719 454.45	1	1 184	10.96
普外重症一科	3.71	59.29	5 393 515.22	7	16	34.06
心胸外科 ICU	3.61	339.26	15 528 706.99	42	94	18.65
器官移植一区	3.36	450.88	7 247 145.21	0	134	12.80
神经外科二区	3.35	3 371.20	86 005 249.29	1	1 006	16.69

三、医疗服务产能和效率分析

通过出院病例的 DRG 权重考核服务总产出。也可评判同类疾病的病人在不同院内组织机构接受治疗时,医疗费用和住院时间的差异,评价指标为费用消耗指数和时间消耗指数。

四、科室权重排名分析

权重可以反映一个科室真实的产出,比单纯使用出院人次等传统指标进行工作量衡量更加科学和准确。但是,单纯使用收入也不能完全客观反映实际情况。因此,可针对不同的使用场景使用不同的计算法则来计算权重情况,可以使用收入、住院天数、成本、加入科研教学影响因子等多种方式计算权重以适应不同的场景。

五、效率分析

通过时间消耗指数和费用消耗指数来查看接诊病人的时间和费用消耗情况。

六、医疗服务安全分析

对各 DRG 分组的死亡率进行指数分类,将各 DRG 划分为高风险组、中高风险组、中低风险组、低风险组,用低风险组死亡率考核机构救治能力和质量。

七、死亡风险评分

风险评分为1分、2分、3分和4分,DRG 分别称低风险组、中低风险组、中高风险组和高风险组。低风险组和中低风险组的死亡率,用于衡量医院住院服务的安全和质量。其基本原理是病例并不危重,一旦发生死亡,意味着死亡原因很可能不在疾病的本身而在临床过程;低风险及中低风险 DRG 病例的死亡率,提示临床或管理过程可能存在问题。

八、分组情况分析

DRG 分组器涵盖了所有的住院相关诊断,包括内科诊断 ICD - 10,手术诊断 ICD - 9 - CM3,可查看病例分组个数,有利于分析医院诊疗疾病所覆盖的广度情况。MDC 是 DRG 分组之上的分类,主要以学科大类和身体部位为分类基准,查看各个 MDC 的例数有助于分析医院哪类学科接诊人数最多。

参考文献:

[1] 宋维妮.浅议新医改形势下的医院绩效管理[J].中国经贸,2012,18:74 - 75.

[2] 臧芝红,张彬,柴超,等.管理会计在国内公立医院应用情况调查研究[J].中国医院,2020,24(4):33 - 35.

[3] 陈晔,董四平.我国三级公立医院绩效考核指标体系解读与评析[J].中国卫生政策研究,2020,13(2):19 - 25.

[4] 高华斌,王辉.影响病人住院费用的可控因素分析[C].中国医院协会病案管理专业委员会第16届学术会议论文集.2007.

[5] 秦永方.公立医院人事薪酬制度与绩效管理变革[J].现代医院管理,2015,13(4):3 - 46.